JN272033

事例検討から学ぶ

看護実践のための倫理と責任

宮脇美保子 著

中央法規

まえがき

　今、医療現場にいる看護師は、医療を取り巻く急激な環境の変化の中で苦悩しているように思われる。

　その一つが医療現場に押し寄せているIT化の波である。IT化は、無駄な医療費を削減し、医療の安全や業務の効率性を目指すための重要な手段である。しかし、一方でIT化の波は、現場の最前線に立つ看護師を患者から遠ざけてしまう危険性をはらんでいる。すでに、患者から、看護師のまなざしが自分ではなくコンピュータや医療機器に向けられるようになっていると嘆く声も出ている。業務を安全に早くこなすことを優先するようになった看護師は、患者に対する自身の向き合い方について振り返る余裕もなく、「ケアしたい」という初心が消えかかっていることにさえ気づかなくなっているのである。

　一方、医療現場では「倫理」に対する関心が高まっており、看護実践を倫理的視点から検討することが期待されている。しかし、看護基礎教育の中で専門職として学ぶべき系統的な倫理教育を受けていない看護師の多くは、「倫理的であるとはどういうことか」を説明することに困難を感じている。日々、膨大な業務をこなしつつ、「倫理って何？」「看護実践とどんな関係があるの？」と思いながらも立ち止まって考えることができていないのが現状である。「医療倫理」や「看護倫理」の研修会に参加しても難しい話が多く、それが「自分の看護実践にどのように関係するのか」よくわからないという看護師の声は多い。

　確かに、わが国において専門職としての倫理教育を受けた看護師が臨床に出るようになったのは2000年以降である。しかし、それ以前から、多くの看護師は、よりよい看護を目指して実践している。看護実践と倫理は別のものではない。看護そのものの中に倫理は内在しているのである。すなわち、よりよい看護を実践しようとしている看護師は本人が意識していなくてもすでに倫理的な実践をしているのである。ただ、そのことを言語化することに困難を感じているだけである。

　筆者は、2008年に看護倫理について具体的に解説した『身近な事例で学ぶ看護倫理』を出版したが、幸いにも多くの看護学生や看護師に読んでいただいている。

刊行から5年が経過し、看護倫理に関する初歩的な理解はできたので、もう少し、医療技術の進歩やIT化など臨床で起こっている問題とどのように向き合っていけばよいのか、解決の糸口をみつける方法について知りたいという声をいただいた。その声に応えるべく本書を執筆した。

　本書は、倫理についての基礎知識についても紹介しているが、全般的には「よりよい看護とは何か」について検討している。「倫理的に考えることは苦手」という方も、苦手意識を少しだけ横において目を通していただきたい。

　本書を通して、時代が変わろうとも看護師として譲ることのできないものとは何かということをともに考えることができれば幸いである。

2013年12月

宮脇美保子

事例検討から学ぶ 看護実践のための倫理と責任

目次

まえがき

第1章 倫理について

「やぶかんぞう」 星野富弘 …… 10

Ⅰ 倫理とは何か …… 11
1. 法と倫理 …… 11
   - ❶外的（社会的）規範と内的規範 …… 11
   - ❷法と倫理の関係 …… 12
2. 倫理と道徳 …… 15
3. 専門職倫理 …… 16

Ⅱ 生命倫理 …… 20
「つばき」 星野富弘 …… 20
1. 環境倫理に関する動き …… 22
2. 人権運動に関する動き …… 24
   - ●コラム1　パターナリズム（Paternalism） …… 25

Ⅲ 臨床倫理 …… 26
「きく」 星野富弘 …… 26
1. 事例検討の方法 …… 27
   - ❶医学的適応（Medical Indication） …… 29
   - ❷患者の意向（Patient Preferences） …… 29
   - ❸QOL（Quality Of Life） …… 31
   - ❹周囲の状況（Contextual Features） …… 31
2. 患者の権利 …… 33

- ❶ 「患者のために」ではなく「患者の立場から」へのシフト……33
- ❷ 倫理の原則……33
  - 「米国型の倫理4原則」……34
    - ①自律尊重（Respect For Autonomy）……34
    - ●コラム2　タスキギー事件（Tuskegee Experiment）……35
    - ②善行・恩恵・与益（Beneficence）……37
    - ③無危害（Non-maleficence）……37
    - ④正義（Justice）……37
  - 「欧州型の倫理4原則」……37
    - ①自律（Autonomy）……37
    - ②尊厳（Dignity）……38
    - ③不可侵性・統合性（Integrity）……38
    - ④弱さ（Vulnerability）……38
- (3) インフォームド・コンセント……40
  - ●コラム3　サルゴ判決……40
  - ①臨床研究とIC……41
  - ②臨床実践とIC……42
    - ⅰ　「お任せ医療」から「参加型医療」へ……42
    - ⅱ　わが国におけるIC……46
    - ⅲ　ICの現状と課題……48

Ⅳ 看護倫理……52

「いのち」　星野富弘……52

1. 歴史的にみた看護倫理……53
2. 看護基礎教育における倫理教育……53
3. 専門職と倫理……55

Ⅴ 看護研究と倫理 ……………………………………………………………62
「Life ―生きる―」より　葉祥明 ……………………………………62
1　研究と倫理的配慮 ………………………………………………63
2　研究倫理審査 ……………………………………………………64
3　研究倫理と利益相反 ……………………………………………65

第2章　今、医療現場で何が起きているのか

「れんぎょう」　星野富弘 …………………………………………68
Ⅰ 患者・家族のニーズに応えられているか ………………………………69
1　患者の「ために」ではなく、患者の「立場から」考える ……71
2　医療における関係性と信頼性の危機 …………………………72
❶患者から遠ざかることへの警告 ………………………………72
❷癒しへの渇望 ……………………………………………………74
❸家族のケアニーズ ………………………………………………76
●コラム4　食べないから死ぬのではない、死ぬから食べない ……77

Ⅱ 医療者―患者関係の勾配 …………………………………………………80
「こだまでしょうか」　金子みすゞ …………………………………80
1　お互い様 …………………………………………………………81
2　ペアレンタリズム ………………………………………………82

Ⅲ 看護師の道徳的苦悩 ………………………………………………………86
「自分の道がある」　宮澤章二 ………………………………………86
1　看護師と医師との関係 …………………………………………87
2　看護師と上司との関係 …………………………………………88
●コラム5　模擬患者（Simulated Patient） ……………………89
3　看護師と組織管理者との関係 …………………………………90

- ●コラム6　ホイッスル・ブローイング（Whistle-blowing）………91

第3章　看護師が直面する倫理的悩み

「きく」星野富弘……………………………………………………………94

Ⅰ 患者にとっての最善の選択とは…………………………………96
事例1　末期がん患者と子どもの面会に関する問題………………96

Ⅱ 拘束は誰のために、何のために行うのか……………………102
事例2　患者の尊厳と安全に関する問題……………………………102
- ●コラム7　身体拘束について……………………………………109

Ⅲ インフォームド・コンセントは誰のためのものか…………110
事例3　患者に対するBad Newsの「伝え方」に関する問題………110
- ●コラム8　情報社会の進展と倫理………………………………117

Ⅳ 生体肝移植をめぐって……………………………………………118
事例4　生体臓器移植におけるドナーの自発性に関する問題……118
- ●コラム9　看護学生と臨地実習…………………………………125

Ⅴ 高齢患者は医療に何を望んでいるのか………………………126
事例5　高齢患者の推定意思に関する問題…………………………126

Ⅵ 組織内のパワーをめぐって………………………………………134
事例6　患者が置き去りにされることの問題………………………134

第4章 倫理的悩みを解決するために

「母親というものは」より　葉祥明……………………………………………142

Ⅰ 市民感覚を取り戻す……………………………………………144
「よりそう」　葉祥明……………………………………………………144

Ⅱ 気づきを言語化する……………………………………………147
「積もった雪」　金子みすゞ……………………………………………147

Ⅲ 問題を話し合う場をつくる……………………………………150
「くちなし」　星野富弘……………………………………………………150
1　論点を明らかにする……………………………………………151
2　患者を主語にして話す…………………………………………151

Ⅳ 倫理的感受性を高める…………………………………………154
「変化をよろこぶ」　葉祥明……………………………………………154
1　患者の立場から考える…………………………………………155
2　Technique に溺れないようにしよう……………………………156

Ⅴ 強い意志をもって団結する……………………………………158
「避けてはならない」　宮澤章二…………………………………………158

第5章 看護実践におけるケアリング

「行為の意味」　宮澤章二……………………………………………………162
1　行為から関係性へ………………………………………………163

Ⅰ 人間としての尊厳を守る………………………………………164
「自分に恋しなさい」　葉祥明……………………………………………164

Ⅱ 人間をまるごと理解する ······ 166
「たんぽぽ」 星野富弘 ······ 166

Ⅲ ケアを必要としている人に応える ······ 169
「自由」 葉祥明 ······ 169
1 ケアの双方向性 ······ 170
2 関心と関係性の深まり ······ 170
3 引き延ばす生から納得のいく生へ ······ 171

Ⅳ ユーモアのセンスを磨く ······ 173
「私と小鳥と鈴と」 金子みすゞ ······ 173

おわりに ······ 179
「看護師には」 Chinn, P. ······ 180

索　引 ······ 181
著者紹介

第1章

倫理について

Ⅰ 倫理とは何か
Ⅱ 生命倫理
Ⅲ 臨床倫理
Ⅳ 看護倫理
Ⅴ 看護研究と倫理

「やぶかんぞう」

いつか草が

風に揺れるのを見て

弱さを思った

今日

草が風に揺れるのを見て

強さを知った

星野富弘（1982）．　四季抄　風の旅　学研パブリッシング，　p.58.

　「倫理（Ethics）」という言葉には、「難しい」「堅苦しい」「わかるようでわからない」といったイメージをもつ人が多く、さらに「倫理学」と聞くと、敬遠したくなるという人も少なくない。その一方で、「このモヤモヤした気持ちはどうすればよいのか」「この問題は倫理的に検討することで何か変わるのではないか」と倫理に関心をもつ人も増えている。いずれにしても、医療に従事する者として、「倫理」と向き合わないでいられる日は1日たりともない。しかし、そのことに気づくことができるのは倫理的感受性が養われている医療者のみである。あるべき姿とのギャップを認識できる医療者は、高度先端医療だけでなく、日常の診療やケアを通してさまざまな倫理的問題に直面し、戸惑い、悩んでいる。それは、多くの医療者が最善の医療に価値をおき、「患者にとっての最善の選択とは何か」ということを考えているからであろう。こうした日々の戸惑い、悩み、葛藤を解決していくために、まずは、倫理とは何かを知ることから始めたい。

I 倫理とは何か

　倫理の倫は、「ともがら、仲間」を、理は「ことわり」「筋道」を意味する。すなわち、仲間の間で守るべき道、あるいは道理といえる。平たく言えば、私たちが他者とともに社会生活を送る上で必要とされる規範であり、その多くは、例えば「臓器移植はよいことだ」「臓器移植は悪いことだ」「真実を知らせるべきだ」「真実を知らせるべきではない」といったように表現される。では、そうした社会における善悪の基準、すなわち規範はどのような根拠によるものなのだろうか。規範の根拠については、誰もが納得できる理由を筋道立てて考え、提示することが重要となる。規範は、人間としての普遍的なものであると考えられるが、時代や社会体制、文化によって変化することもあるだろう。一般に、倫理学は、人間関係において、他者の行為について何がよいことで、何が悪いことなのか、また、何が正しいことであり、何が正しくないことなのかといった規範について記述し、その根拠（正当化できる理由）について考える学問である。

　規範には、法令・慣習・倫理・道徳などがあるが、ここでは法と倫理、倫理と道徳について述べる。

1 法と倫理

❶ 外的（社会的）規範と内的規範

　私たちは、社会の中で看護師、教師、警察官、会社員といったように、さまざまな役割を果たしながら日々生活しているが、それぞれの役割には社会からの期待されるあるいは望ましいとされる行動の基準、すなわち規範がある。規範には外的（社会的）規範と内的規範がある。「人をだましてはならない」という規範を例にあげると、外的規範とは、「だます」ことで他者から非難される、あるいは詐

欺罪に問われる（他律）といった他者（外側）からの規範である。これに対して、内的規範とは、自身の内面と向き合い「自分がだまされるのは嫌だから、人をだますのもよくない」「自分が嫌なことは他人にも行わない」というように、自ら（内側）を律する（自律）ことである。

外的規範には、公権力が介入するものとして、法律・政令・条例・判例などの法令がある。人が法令に違反した行為を行った場合、強制力をもって何らかの制裁を課せられることになり、その規範は裁判で適用される。一方、倫理は、「人としての正しい道、とるべき行為」を自ら遵守することが期待される自律的な規範といえる。どちらも、私たちが社会生活を送る上で必要とされる善悪の判断を行うための基準を示しているという点では共通している。しかし、さまざまな法令を遵守するだけでは十分とはいえず、倫理は法より広い概念として捉えることができるであろう。

❷ 法と倫理の関係

法（Law）は、「他人の物を奪う」といった行為のように、それが「正しくない」行為であれば、国家権力によって制裁を受けるものであり他律的な規範である。一方、倫理（Ethics）は、主として、行為するにあたり「正しい」あるいは「望ましい」行為とはどのようなものであるかを自分自身に問うものであり自律的な規範である。法と倫理は、私たちが安全に安心して社会生活を送る上で必要な善悪の基準であり、両者は補完的関係にある。したがって、倫理と法の内容が矛盾することのないようにしなければならない。

看護師が直接かかわる関係法規としては、保健師助産師看護師法（昭和23年法律第203号）、医療法（昭和23年法律第205号）、医師法（昭和23年法律第201号）等がある。保健師助産師看護師法（以下、保助看法という）は、看護職者（保健師、助産師、看護師、准看護師）の資格を規制し、業務内容と範囲を規定している。また、医療法の目的は医療を受ける者の利益の保護及び良質かつ適切な医療を効率的に提供する体制の確保を図り、もって国民の健康の保持に寄与するこ

とであり（第1条）、医師法は、医師の試験・免許、業務上の義務、医道審議会等について定めている。

看護師は、業務を遂行していく上でさまざまな法律とかかわるが、法的責任に関連する過失、注意義務、結果予見義務、結果回避義務等の用語については理解しておく必要がある（表1）。

一方、看護者が守るべき倫理としては、看護職者の職能団体である日本看護協会から2003年に公表された「看護者の倫理綱領」がある（p.59）。

ここでは、看護師の行為にかかわる法と倫理の関係を「保助看法」と「看護者

表1　看護における法的責任

過失と注意義務	「過失」は、通常、加害者が注意を怠った場合、その結果として起こりうるであろうことを認識できるにもかかわらず認識せずに行為をすることである。業務上過失は刑事上の責任を問われる。 医療行為は、患者に生命・身体の危険を及ぼす（権利侵害）可能性があるため、看護師にはより高い注意義務が課されている。患者に悪い結果が起こった場合、「注意義務違反」、すなわち過失の有無があったか否かが焦点となる。「注意義務違反」は、民事上の責任を問われるが下記の要件により成立する。 ① 看護師に過失がある。 ② 患者の生命・身体に対する権利侵害がある。 ③ ②の結果、患者に損害を与えている。 ④ これらの因果関係が証明されている。
結果予見義務と結果回避義務	「結果予見義務」とは、予見義務ともいわれるが看護師が特定の行為を行うか否かによって患者に悪い結果が生じる可能性があることを予見する義務である。通常、平均的な看護師であれば、予見することが可能な状況であるにもかかわらず予見しなかった場合は、「予見義務違反」となる。医療事故が起こった場合、結果予見可能性があったか否かが重要な争点となる。 また、予見できた場合は、悪い結果が起こらないように回避する義務がある。ただし、悪い結果を予見し回避するための有効な方法（手段）があり、それを実施できたと判断される状況であるにもかかわらず怠った場合は、「結果回避義務違反」が問われる。

I　倫理とは何か

の倫理綱領」を例に考えてみる。「保助看法」は、保健師、助産師、及び看護師の資質を向上し、もって医療及び公衆衛生の普及及び向上を図ることを目的（第1条）として制定された。保助看法は、看護職者が遵守すべき重要な法律であるが、看護師の業務については、「療養上の世話」及び「診療の補助」（第5条）と規定されている。したがって、看護師がこの法律に違反した場合、強制力をもって罰せられることになる（罰則規定，第43条～第45条の2）。しかしながら、法に違反していないからといって最善の看護を行っていることにはならない。「療養上の世話」と「診療の補助」は、看護師の免許がなければできない行為について規定しているものであり、最善の看護とは何かということを記述しているものではないことを認識しておく必要がある。忙しい医療現場で多くの看護師が「業務が忙しくてケアできない」という表現をするが、この場合、業務としての一つひとつの行為は法的にみれば問題なく実施できているが、個々の看護師が理想とする看護を提供できていないという認識をもっているということであろう。

　一方、看護師が専門職者として守るべき倫理に関しては、看護職者の職能団体である日本看護協会が「看護者の倫理綱領」を2003年に公表している。この倫理綱領には、看護を提供しているあらゆる場において、看護職者が理想とする道徳的な行動指針と、社会に対して引き受けるべき専門職としての責任範囲が示されている。その前文では、看護者は、看護職の免許によって看護を実践する権限を与えられた者であり、その社会的な責務を果たすため、看護の実践にあたっては、「人々の生きる権利」「尊厳を保つ権利」「敬意のこもった看護を受ける権利」「平等な看護を受ける権利」などの人権を尊重することが求められることが明記されている（日本看護協会，2003）。

　では、ここで看護師が行う看護行為を法（保助看法）と倫理（看護者の倫理綱領）という2つの観点から考えてみよう。例えば、患者の排泄ケアである「おむつ交換」という行為を看護師Aと看護師Bが実施したとしよう。おむつ交換は、保助看法でいうところの「療養上の世話」にあたる。看護師Aは、多床室でカーテンを開けたまま、患者に「おむつ替えます」と言っただけで、機械的かつぞんざいにおむつを交換した。一方、看護師Bはカーテンを閉め、患者に「お通じが

出てよかったですね。今すぐ気持ちよくなるようにおむつを替えますね」と言いながら、丁寧におむつを交換した。この場合、看護師Aと看護師Bが行った「おむつ交換」という行為は同じであるが、患者の尊厳を大切にし、プライバシーに配慮して安心できる環境を整えるといった意味では大きな違いがある。看護師Aは、「療養上の世話」という業務を遂行したという意味では、間違った行為をしたわけではなく法的に問われることはない。しかし、それは看護師として望ましい行為であったか、患者の「尊厳を保つ権利」「敬意のこもった看護を受ける権利」は守られていたかということを問われたとしたならば、倫理的な問題があると答えるであろう。

　このように、法は倫理に関する最小限のルールを定めたものであり、看護師は、法という外的規範を遵守するだけでは十分とはいえない。専門職者として、また一人の人間としての「正しい行為」「〜すべき行為」とは何かを自ら考え判断し、実践することが社会から求められているのである。近年、医療分野においては、終末期医療、生殖補助医療などの倫理的問題の解決を法に求めようとする動きがある。しかし、それは果たして望ましい医療のあり方に向かっているといえるのであろうか。終末期医療、生殖補助医療などの問題に直面している患者は、一人ひとり異なった事情をかかえている。それを法によって解決しようとすることは、個々の患者にとっての最善を目指す医療から乖離してしまうことになるのではないだろうか。医療の現場では、何が「最善の選択か」ということを、医療者が患者とのかかわりの中で見出していくことこそが重要である。

2 倫理と道徳

　倫理（Ethics）の類義語に道徳（Morals）がある。人間として大切なことは、ただ生きるのみではなく、よりよく生きることである。道徳は、個人レベルの行為規範である。すなわち、私たちが社会の中で、スムーズな人間関係を成り立たせていくために必要な善悪に関する個人の主体的な価値判断である。「嘘をつかな

い」「時間を守る」「ものを大切にする」「他人に迷惑をかけない」といったように、「〜してはならない」あるいは「〜すべきである」といった道徳的規範（価値判断）は、社会化の過程において他者とのかかわりを通して学んでいくものである。こうした道徳的規範には、さまざまな文化の中でも共通するものと、同じ社会や集団のみが共有している慣習のように異なるものがある。

　一方、倫理は、特定の集団・職業といった仲間が守ることを期待された行為規範である。人間関係における善悪の判断基準であり、教育倫理、医療倫理、看護倫理、政治倫理、企業倫理等々がある。道徳と倫理はどちらも人として守るべき正しい行為、あるいは正しい道という点では共通しており、用いられる際にも類義語として、読みかえることが可能な場合が多い。

3 専門職倫理

　専門職倫理（Professional Ethics）について考えるにあたり、専門職とは何かということについてふれておく必要がある。「専門職とは？」と聞かれてすぐに思い浮かぶのは医師、弁護士（法律家）であろう。ヨーロッパにおいて、伝統的専門職（Profession）とされてきたのは、医師、弁護士（法律家）、聖職者である。

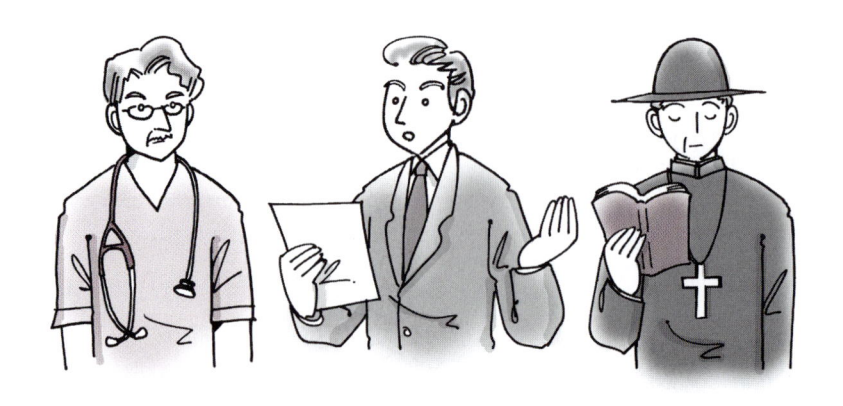

社会の人々にとって、医師は、医学的知識と技術を用いて健康問題を、弁護士は法律の知識をもとに他者との関係におけるトラブルを解決するのに不可欠な職業である。また、神父（聖職者）は魂の救いを求める人々に安らぎを与えてくれる存在として必要とされてきた。こうした伝統的専門職の特質をもとに多くの社会学者によって、1960年代頃まで専門職の概念化に関する議論が活発に行われてきたが、未だその定義は明確になっていない。しかし、専門職と認められる職業の特性に関しては、概ね次のような合意がある。

① 高度の専門的知識と理論にもとづく技術を教育または訓練によって習得している。
② 職務において自律性を有している。
③ 専門職能団体がある。
④ 社会の利益に貢献する。
⑤ 専門職として独自の倫理綱領をもっている。

等である。

　以上の要件を踏まえて、看護職の専門職性について考えてみる。看護という営みは、人類史と同じくらいに長い歴史を有しているが、職業としての看護師の誕生は、ナイチンゲールの登場を待たなければならなかった。ナイチンゲールによって職業としての看護が発見されたのは150年くらい前のことである。ナイチンゲールは『Notes on nursing』を著し、看護学は医学とは異なる知識を有するとしたが、その後、看護を支える「看護学」の発展は遅々として進まなかった。

　専門職の要件である①に関していえば、学問的な発展に向けて歩み始めたのは1950年代であろう。わが国では、未だ准看護師の養成も存続しており、看護師教育の一本化が実現していないことが大きな課題となっている。しかし、1992年の、看護師等の人材確保の促進に関する法律（平成4年法律第86号）の制定以降は、看護基礎教育の4年制化が急速に進み、それに伴い大学院教育も普及している。それは、看護の「専門職化」に必要な学問的基盤を確立し、理論開発することに大きく貢献している。

　看護の専門職化で問われるのが、専門職要件②の職務における自律性である。

保助看法で規定されている看護師の業務である「療養上の世話」および「診療の補助」に関しては、自律性を発揮する必要がある。特に、「療養上の世話」に関しては、看護師の自律的判断で実施できるとされているが、実際には清拭や移動に関して、判断を医師に委ね「許可」を得ようとする看護師も少なくない。その背景には、看護師が自身の臨床判断に対して自信をもつことができないことや、責任を引き受ける覚悟がないこと等があるが、倫理的意思決定に自律性は重要である。なぜなら、看護師には、患者の利益とは何か、最善の選択とは何かという、倫理的思考のもとに、看護を実施することが求められているからである。

また、専門職要件③の専門職能団体については日本看護協会がある。専門職倫理という観点からは、④の社会の利益に貢献しており、⑤専門職として独自の倫理綱領をもっている。専門職は、社会の人々から信頼と評価を得られるよう努力し、暗黙の契約のもとに高い倫理性を担保することが不可欠である。その意味において、専門職として自らを律し、倫理的行動の指針とするための「看護者の倫理綱領」がもつ意味は大きい。

Tea Time

「それでもなお、人を愛しなさい」

　人々の心に、勇気を与えてくれる人生訓がある。人が持続的な努力をするには、ほかの人のためを心から思う気持ちが動機にならなければならない。この気持ちがあれば、状況がいかに厳しくてもやり続ける気力が出る。1968年ケント（Kent, M. K.）によって書かれた「逆説の10ヶ条」は、マザー・テレサの心をも揺さぶった。

❶ 人は不合理で、わからず屋で、わがままな存在だ。
　それでもなお、人を愛しなさい。
❷ 何か良いことをすれば、隠された利己的な動機があるはずだと人に責められるだろう。
　それでもなお、良いことをしなさい。
❸ 成功すれば、うその友だちと本物の敵を得ることになる。
　それでもなお、成功しなさい。
❹ 今日の善行は明日になれば忘れられてしまうだろう。
　それでもなお、良いことをしなさい。
❺ 正直で率直なあり方はあなたを無防備にするだろう。
　それでもなお、正直で率直なあなたでいなさい。
❻ もっとも大きな考えをもったもっとも大きな男女は、もっとも小さな心をもったもっとも小さな男女によって撃ち落されるかもしれない。
　それでもなお、大きな考えをもちなさい。
❼ 人は弱者をひいきにはするが、勝者の後にしかついていない。
　それでもなお、弱者のために戦いなさい。
❽ 何年もかけて築いたものが一夜にして崩れ去るかもしれない。
　それでもなお、築きあげなさい。
❾ 人が本当に助けを必要としていても、実際に助けの手を差し伸べると攻撃されるかもしれない。
　それでもなお、人を助けなさい。
❿ 世界のために最善を尽くしても、その見返りにひどい仕打ちを受けるかもしれない。
　それでもなお、世界のために最善を尽くしなさい。

Kent, M. K. (2001). The paradoxical commandments : Finding personal meaning in a crazy world. Linda Michaels Ltd., International Literary Agents. （ケント M. K.　大内博（訳）(2010). それでもなお、人を愛しなさい　―人生の意味を見つけるための逆説の10ヶ条―　早川書房）

II 生命倫理

「つばき」

木は自分で

動きまわることができない

神様に与えられた　その場所で

精一杯枝を張り

許された高さまで

一生懸命　伸びようとしている

そんな木を

私は友達のように思っている

星野富弘（1982）．　四季抄　風の旅　学研パブリッシング，　p.37．

　日本語の生命倫理は、「Bioethics」の訳である。「Bioethics」は、ギリシャ語の生命（Bios）とラテン語の倫理（Ethics）の合成語であり、ポッター（Potter, V. R., 1971）によって創案されたとされている。ポッターは、地球の生態系がさまざまな要因により危機的状況にあるとして、この危機を回避するための学際的学問の必要性を説いた。

　生命倫理の成立過程には、「技術評価（Technology Assessment）」に伴う地球環境危機を回避する上で必要な環境倫理学と「人権運動（Human Rights Movement）」といった大きな二つの流れがあった。テクノロジーは、人々の生活

表2　生命倫理と職業倫理に関連するできごと

1847	「医の倫理綱領」（米国医師会）
1947	「ニュルンベルク綱領」
1949	「医の倫理の国際綱領」（1968、1983、2006年に修正）（世界医師会）
1951	「医の倫理」策定（日本医師会）
1962	カーソン（Carson, R.）：『沈黙の春』の出版
1960年代	米国　「患者の権利運動」
1964	ヘルシンキ宣言：インフォームド・コンセントに言及（1975、2000、2008年に修正）（世界医師会）
1967	南アフリカ共和国　世界初の心臓移植
1968	日本　和田心臓移植事件
1971	米国　ケネディ倫理研究所設立
1972	米国　タスキギー事件
1973	米国　病院協会「患者の権利章典」
1978	米国　ベルモント・レポート
1979	ビーチャム（Beauchamp, T.L.），チルドレス（Childress, J.F.）：『生命医学倫理の諸原則』
1980	米国　「医の倫理綱領」を採択
1981	リスボン宣言：「患者の権利宣言」（1995、2005年に修正）の採択（世界医師会）
1982	日本　徳島大学：倫理委員会設立
1988	日本　生命倫理学会設立
1989	日本　島根医科大学：国内初の生体肝移植
1991	日本　東海大学医学部附属病院：「安楽死」事件
1996	日本　京都国保京北病院：「安楽死」事件
1997	日本　臓器の移植に関する法律の施行：本人の自己決定にもとづく
1998	バルセロナ宣言：「生命倫理と生命法における基礎的な倫理原理」の提起
2000	日本　「医の倫理」を「医の倫理綱領」に改定（日本医師会）
2004	日本　「医師の職業倫理指針」を策定（日本医師会）
2009	日本　臓器の移植に関する法律の改正：可能となった家族の意思による移植
2013	日本　「医の倫理の基礎知識」（日本医師会）

や行動様式に影響を及ぼし、脳死移植、生殖医療、遺伝子治療といった先端科学技術の開発、導入に伴う倫理的問題を引き起こしている。1967年には、南アフリカで行われた心臓移植が成功し、それまで人間の力が及ばないとされていた神の領域ともいえる生命の誕生や死にかかわるようになった。こうして、テクノロジーの進化は、改めて「生命は何であり、それは誰のものか」「死とは何か」といった問いを突きつけることとなった。しかし、どれだけテクノロジーが進んだとしても、「やっていいこと」と「やってはならないこと」はあるであろう。こうした問いかけに対して、医学のみでなく、法学、哲学、社会学、文化人類学、宗教学等、学際的に議論されるようになった。生命倫理は、こうしたテクノロジーの進化による自然と人間の未来に関する危機感から生まれたといえよう（表2）。

1 環境倫理に関する動き

　科学技術の開発に伴い、1960年代末から1970年代には、環境の危機的状況に対する人々の関心が高まり、それを研究する新しい学問である環境倫理学（Environmental Ethics）が発展した。これは、地球環境問題に対して、倫理的観点から考察する学問であり、人間だけでなく、自然にも生存権があり、勝手にそれを否定してはならないというものである。環境倫理学では、人間が自然を破壊してしまうことに対して警鐘を鳴らし、人間と自然が共存することの必要性を説いている。環境問題をテーマにした古典として思い浮かぶのはカーソン（Carson, R.）が書いた『沈黙の春（Silent spring）』であろう。カーソンは、化学薬品や農薬がもたらした被害について報告している。20世紀になると、人間は汚染という形で自然を変え、やがて、春はきたが自然は沈黙したままになってしまうと訴えた。当時の米国では、次々と化学物質が開発、実用化され、大量に生産されていたのである。化学薬品の大部分は人間が自然に戦いを挑む形で使われた。しかし、そうした化学物質が環境に及ぼす危険性については、一般の人々に知られることはなかった。例えば、DDTなどの殺虫剤の空中散布といった実態に対して、

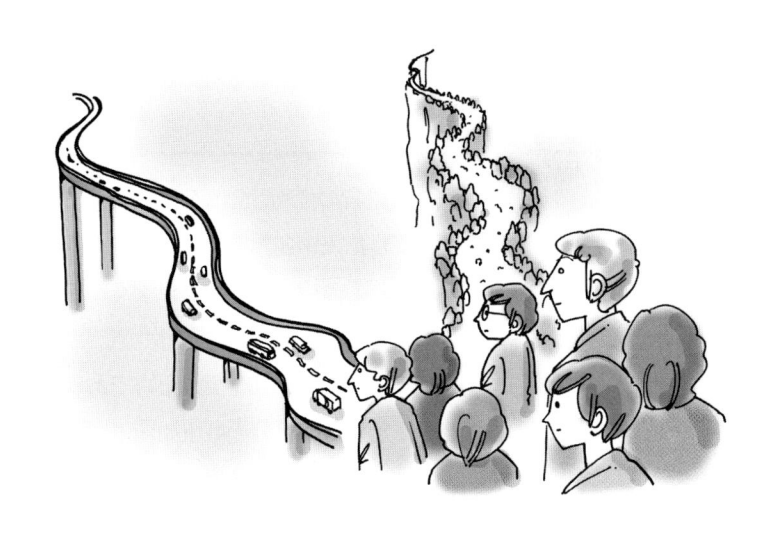

『沈黙の春（Silent spring）』では、これを化学物質による重大な環境汚染として告発し、自然は逆襲することを警告している。カーソンは、最終章の冒頭で、「私たちは、いまや分れ道にいる。——長いあいだ旅をしてきた道は、すばらしい高速道路で、すごいスピードに酔うこともできるが、私たちはだまされているのだ。その行きつく先は、禍いであり破滅だ。もう一つの道は、あまり＜人も行かない＞が、この分れ道を行くときにこそ、私たちの住んでいるこの地球を守れる、最後の、唯一のチャンスがあるといえよう」と記し、別の道を選択することを提案している。

　このように、技術を開発する人とその使用を決定する人、そして、その決定に従うしかない一般の人々との関係を見直す必要性が指摘された。2011年3月私たちは、「想定していなかった」という一言では済ますことのできない大震災を経験した。そして、震災による福島第一原子力発電所事故は現在そしてこれからも、人間と自然を苦しめることになることを知った。人間が自然をコントロールできるあるいはしてもよいという発想そのものへの深い反省が求められているといえる。私たちもまた、岐路に立っているのではないか。

2 人権運動に関する動き

　1960年代、米国ではベトナム反戦、消費者の権利、黒人公民権、フェミニズム等さまざまな人権運動が起こった。こうした人権運動の流れの中で、社会運動としての患者の権利に関する運動も起こり、生命倫理の考え方に深く影響を及ぼした。それまでは、「ヒポクラテスの誓い」に象徴される「お任せ医療」や医師の「パターナリズム」（コラム1）といった伝統的な医の倫理が支配的であった。しかし、1960年後半になると、医師中心の医療から、自分の健康問題に関する意思決定は、自身にあること、すなわち、医師を中心とした医療専門職に支配されていた医療を自分たちの手に取り戻そうとする運動が高まった。これは、医師が自分の職業的価値にもとづいて、患者のためによいと判断したことを実施することに対する批判であった。現代の西洋医学は、デカルトやニュートンモデルに立脚した近代科学を土台としている。すなわち、心（意識）と身体を二分化し、身体のみを医学の対象として取り扱い、意味や価値を切り離したところで発展してきた。それはそのまま医療現場に適用され、疾患を治すことに価値がおかれ、患者の価値や経験の意味については軽視されてきた。しかし、人は誰もがそれぞれ自身の人生を生きているのであり、一人ひとりが自分の価値観や人生の計画をもっている。患者の権利運動は、医療の世界で軽視されてきた、人間としての当たり前の「尊厳」を自分たちの手に取り戻そうとする動きであった。

コラム1　パターナリズム（Paternalism）

　Paternalism の語源は、ラテン語の父を意味する Pater である。父親は、子どもより知識もあり、子どもの利益を考えて行動するという考え方のもとに、子どもにかかわることの意思決定も父親が行い、子どもは参加させない。

　この考え方が医療に持ち込まれたのが、医療におけるパターナリズムである。すなわち、医師が父親で患者は子どもという図式である。医師は、医学的専門的知識と技術をもち、患者にとっての利益を考えて意思決定し治療を行う。一方、患者は医療に関しては素人であり、意思決定できる能力がないとみなされており、自身の身体に関することであるにもかかわらず必要な情報も与えられないため意思決定に参加することもできない。情報を患者に提供するか否かを決定するのも医師であり、患者を子どもとみなしている。特に Bad News については真実を知らせないことが一般的である。

　こうした考え方は以前は、当然のこととして受け入れられていた。なぜなら、「お任せ医療」といわれたように、医療の分野においては、病気は医師に任せて指示に従うことがよい患者であり、医師の決定と選択は患者の意志と同様のものとして考えられていたからである。しかし、ここに大きな落とし穴がある。それは、意思決定をする上で重要となる情報の問題であり、パターナリズムでは、患者に対する情報開示は医師の裁量に任されているという点である。医師が裁量権をもって、患者の利益になることを前提に、患者の納得・同意を得ることなく治療行為を行うため、情報を患者と共有することはない。患者の情報は医師から患者への上意下達で行われるため、患者主体、チーム医療という概念も育つことはない。医師が患者の情報をコントロールしているということは、医療の透明性も担保されていないということであり、患者の利益になるとしながら、医師が自己の利益のために動いていたとしても患者にはわからないのである。患者にとっての最善とは何かを決定できるのは患者であって医師ではない。医師がもっている専門的な医学的知識だけでは、患者の価値観、人生の計画を踏まえた最善の選択をすることはできない。

III 臨床倫理

「きく」

よろこびが集まったよりも

悲しみが集まった方が

しあわせに近いような気がする

強いものが集まったよりも

弱いものが集まった方が

真実に近いような気がする

しあわせが集まったよりも

ふしあわせが集まった方が

愛に近いような気がする

星野富弘（1982）．　四季抄　風の旅　学研パブリッシング，p.62.

　生命倫理（Bioethics）は、1960年代の米国において、脳死、臓器移植、遺伝子治療といった科学技術の進歩に伴う倫理的問題に関する学際的な議論とともに発展してきた。しかし、生命倫理の概念は広く、原理・原則にもとづく普遍的枠組みの中に位置づけられており、医療者が臨床現場で日常的に抱える個別的な倫理問題を解決することの難しさが指摘されるようになった。臨床の状況は一見すると類似しているように見えても、そこに横たわる事情は患者の数だけ異なってお

り、一つとして全く同じ状況というものはなく、何が最善の選択かを決定することも容易ではない。そうした背景の中、1980年代になると、米国では臨床現場で起きている問題を、倫理的視点から検討し、そこにかかわる患者と医療者が共同してよりよい意思決定のもとに問題解決を目指す臨床倫理（Clinical Ethics）という考え方が生まれた。

　臨床倫理は、医療現場で生じた倫理的問題について、医療者と患者・家族など、各人がもつ「価値」について検討し、多様な価値観の中から合理的で妥当性の高い選択をすることにより、個々の患者にとっての最善の医療を目指している。したがって、臨床倫理においては、唯一の正解があるというわけではなく、科学でいうところの「正しさ」を求めるものではない。個別的な倫理的問題の検討には、医師だけでなくさまざまな専門職者が患者の利益、最善の医療といった価値を共有する必要がある。なぜなら、臨床倫理では患者の個別性を重視した対応を意図しているからである。

　実際、臨床現場で倫理的問題を検討するためには、まずは、それが倫理的問題なのか否かを同定する必要がある。そのため、看護師には「何かおかしい」「これでよいのか気にかかる」「モヤモヤしてすっきりしない」といったことを感じることのできる倫理的感受性が求められる。

1 事例検討の方法

　臨床における倫理的問題を検討し、解決に導くにはどうすればよいのか。倫理的問題の検討に、現在よく用いられているツールの一つが、ジョンセン（Jonsen, A. R., 2002）らが開発した臨床倫理の4分割法である（表3）。まずは、気にかかること、モヤモヤすることがあればそれを軽視したり抑圧することなく言語化してみることが重要である。4分割法の活用にあたって、まず、患者の倫理的問題にかかわっている情報を、「医学的適応」「患者の意向」「QOL（Quality Of Life）」「周囲の状況」という4分割された枠の中に分類して整理する。次に、倫理的意思

決定を行う上で、必要な情報が不足していないか、不明確な情報がないかを確認する。この時点で重要な情報が不足していることに気づくこともあり、情報を収集することで問題解決の糸口が見えてくることもある。重複してかかわる情報は、複数の枠に入れる。また、どの枠に入れるかわからない問題は、とりあえず周囲の状況の「その他」に入れる。それぞれの枠に入る情報は下記のように整理される。

表3　臨床倫理の4分割法

医学的適応　Medical Indication 恩恵、無危害の原則 "Benefit, Non-malficience"	患者の意向　Patient Preferences 自己決定の原則 "Autonomy"
①診断と予後（病歴、診断、予後） ②治療の目標と成功の確率 　代替案はあるか ③医学の効用とリスク（Medical Efficacy And Risks） ④無益性（Futility）	①患者の判断能力（利益と不利益についての理解） ②インフォームド・コンセント（Informed Consent） ③治療の拒否（Treatment Refusal） ④事前の意思表示（Living Will） ⑤代理決定（Substitute Judgment）
QOL　Quality Of Life 幸福追求の原則 "Well-Being"	周囲の状況　Contextual Features 公正と効用の原則 "Justice-Utility"
① QOL の定義と評価（身体、心理、社会、スピリチュアル） ②誰がどのように決定するのか 　・偏見の危険 　・何が患者にとって最善か ③ QOL に影響を及ぼす因子	①家族や利害関係者 ②守秘義務 ③経済的要因、公共の利益 ④施設方針、診療形態、研究教育 ⑤法律、慣習 ⑥宗教的、文化的要因 ⑦その他

資料：Jonsen, A. R., Siegler, M. & Winslade, W. J.（2002）．*Clinical ethics—A practical approach to ethical decisions in clinical medicine (5th ed.)*（ジョンセン A. R.・シーグラー M.・ウィンスレイド W. J.　赤林朗他（監訳）（2006）．臨床倫理学（改訂第5版）　—臨床医学における倫理的決定のための実践的なアプローチ—　新興医学出版社）を一部改変

❶ 医学的適応（Medical Indication）

　患者は、健康に関する何らかの問題を抱えており、その問題を自身で解決することが困難になると医療を求める。「医学的適応」は、患者が求める健康問題に対する診断及び治療活動の過程であり、これは、後で述べる善行・無危害（患者の利益と害）の倫理原則にもとづいて行われる。ここでいうところの「適応」とは、患者の病状を評価・治療するのに適切な診断的・治療的介入を意味する（Jonsen, 2002／赤林訳，2006，p. 5）ものであり、「医学的適応」の枠は、事例検討するための基本となる情報といえる。

- 診断と予後：予後は診断と治療にもとづく。
- 治療目標の確認：予後をふまえ治療の目標を確認する。
- 医学の効用とリスク（Medical Efficacy And Risks）：治療によって患者が受ける利益とリスク・害について検討する。
- 無益性（Futility）：患者の状態から見て、治療の結果が、患者の苦痛を増加するだけであると判断される場合、医学的介入は行わないことがある。

❷ 患者の意向（Patient Preferences）

　患者の意向は、臨床倫理を考える上で極めて重要である。なぜならば、医療の主体は患者自身であるからである。そのためには、患者が自身の病をどのように考え、どこに目標を設定しているのか、意思決定に必要な情報の質と量は十分であるか否かを確認する必要がある。患者の意向は、倫理原則の自律性尊重の原則にもとづいており、患者に関心をもちコミュニケーションを図ることで得られる情報である。

- 患者の判断能力：認知機能や意識レベルが低下している患者は適切に判断することが困難であることを考慮する。患者の判断能力に問題がある場合、事前の意思表示、代理決定を尊重する。

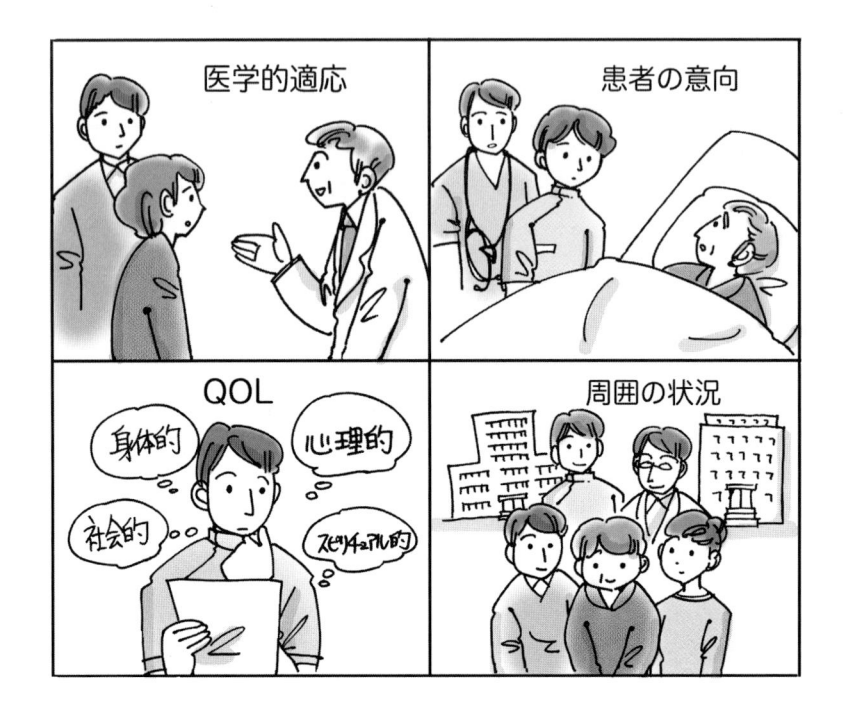

- インフォームド・コンセント（Informed Consent）：医療者―患者・家族間のコミュニケーションと信頼関係が問われる。Bad News の伝え方には工夫が必要である。
- 治療の拒否（Treatment Refusal）：患者の意思決定を尊重するのであれば、医師が提示した治療方針に対して、拒否することもある。
- 事前の意思表示（Living Will）：患者が自分の判断能力がなくなった際に、どのような治療を望むか文書（Living Will）等で意思表示している場合は、それを尊重する。
- 代理決定（Substitute Judgment）

患者の判断力が低下した場合、誰かが患者に代って患者の希望を代弁しなければならないが、その場合、患者をよく知る人が、患者の言動から、「患者に判断能力があったらこうするだろう」とおもんぱかって判断する「代行判断」と、理性

的な人間なら誰もが同じような状況に置かれた場合に選ぶと思われる最善の方法を選択する「最善利益」（Best Interests）の二つの考え方が大切になる。日本では自分が判断できなくなったとき、誰に判断してもらうかということを書式で残すことは少ない。介護保険を機に整備され、普及しつつある成年後見制度などの確立が期待される。

❸ QOL（Quality Of Life）

QOLは、治療の選択が患者の生活にどのような影響を及ぼすのかを検討する上で重要である。QOLをどのように捉えるかということも含めて、先入観や偏見がないか、何を拠り所として判断するかの検討も必要である。

・QOLの定義と評価：身体的・心理的・社会的・スピリチュアル的（生きる意味など）等、全体的観点から検討する。
・誰がどのように決定するのか：QOLについて患者が評価するが、判断が困難な場合は代理決定が必要となる。
・QOLに影響を及ぼす因子：患者及びケアする家族のQOLを向上させる因子と低下させる因子を考慮する。

QOLでは、治療した場合としなかった場合で患者がもとの生活にもどる可能性に及ぼす影響はどの程度異なるのか、また、治療を中止したり、差し控えたりする場合、それを正当化することはできるか、苦痛は患者にとって耐えがたいものであるか否かをどのようにして判断するかといった内容について検討する。

❹ 周囲の状況（Contextual Features）

医療は、医療者と患者の状況のほかに、家族やサポートシステム、社会的、法的、経済的、行政的、宗教的等、より幅の広いさまざまな状況との相互作用の中で行われており、そうした情報についても検討する必要がある。

・家族や利害関係者：家族の意向が強いわが国では、家族の意向が患者の意思よ

り優先されることのないよう留意するとともに、家族もケアの対象者として扱われる必要がある。
- 守秘義務：患者の情報についてプライバシーを守る。
- 経済的要因、公共の利益：医療におけるコスト、医療資源の活用について検討する。
- 施設方針、診療形態、研究教育：施設の方針やスタッフ、研究や教育機関など診療の内容は異なる。
- 法律、慣習：医療に関する関係法規についての新しい知識をもっておく必要がある。
- 宗教、文化的要因、代替医療：輸血拒否をはじめとする、特定の宗教的な治療法や代替医療についての検討も必要である。
- その他：問題を検討する上で必要と思われる情報のうち、四つの枠のどこに入れたらよいかわからなかったものは、とりあえず、ここにいれてみる。

　以上の4分割された情報を用いて、患者にとって最善の選択とは何かを論理的に検討することが重要である。意思決定の鍵となる情報がない場合もあれば、望ましい選択肢はわかっていても、周囲の状況からみて現実的な解決策を選択せざるを得ないことも起こりうるであろう。看護師がこの方法を用いて、事例検討する際にしばしば驚くのは、「患者の意向」に関する確かな情報をもっていないことに気づいたときである。患者のことは何となくわかっているつもりが、いざ文章にしようとする段階になって、患者は、何に価値をおいているのか、どのような治療をしたいと述べているのか、どのような人生の計画をもっているのか、どのような好みがあるのか、意思決定するのにどのような医学的情報を求めているのか、といったことを実はよく知らなかったことが明らかになり愕然とするのである。このことは、倫理的解決に向けて作業する以前の問題であり、患者の思いを代弁する役割をもつ看護師は、日々の患者とのかかわりを反省することになる。

2 患者の権利

❶「患者のために」ではなく「患者の立場から」へのシフト

　従来、医療における倫理は「医の倫理」が中心であった。それは、医師のパターナリズム（温情的父権主義）に代表されるが、米国では、1960年代後半になると、専門職に支配された医療を自分たちの手に取り戻そうとする患者の権利運動が起こってきた。

　歴史的にみると、医療者は「患者のため」に判断し、治療やケアを行ってきたが、その基準となっていたのは主として医師の価値観や信念であった。したがって、医療に関する情報は患者に提供されることもなく、患者の人生観や価値観をおもんぱかることはなかった。しかし、どれだけ医療者が「患者のため」と思ったことであったとしても、「患者の立場から」判断されたものでなければ価値の押しつけになりかねない。こうした、医療における伝統的パターナリズムに対して、1960年代の米国で起きたのが患者の権利運動である。これは、当時盛んになっていた、公民権運動や女性解放運動、消費者の権利運動と連動して展開された。その後、患者の「人としての尊厳」とりわけ自己決定を尊重することに社会的価値がシフトしてきた。

　患者の権利は、長い間尊重されていなかった医療現場における「人権」に対する問い直しであり、医療が「医師中心」から「患者中心」へとシフトする流れとなった。患者の権利には、「最善の医療を受ける権利」「自己決定できる権利」「知る権利と学習する権利」「安全な医療を受ける権利」「平等な医療を受ける権利」などがある。

❷ 倫理の原則

　患者中心の医療を目指し、倫理的問題を検討する際に、広く適用できる基準と

して医療倫理の4原則（Ethical Principles）が提示されている。原則は、あくまで原則であり、具体的な内容を含むものではない。倫理原則には、米国型と欧州型がある。

「米国型の倫理4原則」

　米国型の医療倫理における原則のもとになっているのは、研究倫理の指針として制定された「ベルモント・レポート」（1978）である。米国では、1972年、非倫理的研究として知られる「タスキギー事件」（コラム2）が明らかになったあと、1974年に国家研究法（National Research Act）が制定された。この法では、人を対象とする医学生物学ならびに社会学が遵守すべき倫理原則を明らかにし、指針を発信するため、国に委員会を設置することを求め、「生物医学研究及び行動科学研究の被験者保護のための合衆国委員会（National Commission For The Protection Of Human Subjects Of Biomedical And Behavioral Research）」が設置された。この委員会から発表された、人を対象とする生物医学・行動研究の実施の基礎となる基本的倫理原則が「ベルモント・レポート（The Belmont Report: Ethical Principles And Guidelines For The Protection Of Human Subjects Of Research）」である。その原則は、「人格の尊重（Respect For Persons）」「善行（Beneficence）」「正義（Justice）」である（表4）。

　その後、ベルモント・レポートで用いられた3原則に、無危害の原則を加えた4原則が、ビーチャムとチルドレス（Beauchamp, T. L., Childress, J. F., 1979）らによって提案され、米国型の医療の原則として適用されるようになった。この原則は、倫理的意思決定を行う際に活用される。その目的は医療現場で生じる倫理的問題を解く上での指針となるものではあるが、そのまま個別の具体的問題を解決するためのものではない。

①自律尊重（Respect For Autonomy）

　人は、自律した存在として最大限尊重される必要があり、判断能力のある人は、その人の自由意思による自己決定が尊重されなければならない。米国型の自律の原則は、ほぼ自己決定と同義であるとされている。自律には判断能力が必要であ

コラム2　タスキギー事件（Tuskegee Experiment）

　過去には臨床研究に関する倫理が守られず対象者が多大な不利益を被った事件があった。その代表として、米国のアラバマ州タスキギーで行われた梅毒の研究、いわゆる「タスキギー事件」がある。この研究は、米公衆衛生局の医師たちによって、1932年、米国のタスキギー市において、梅毒の黒人男性600人を対象に自然な進行を経過観察することを目的として開始された。すなわち、梅毒を治療しなければどうなるかということを明らかにするために実施された人体実験だった。実験では、被験者600人のうち約400人が「実験群」として治療されることはなく、残りの約200人は「コントロール群」として治療された。この非倫理的な人体実験は1972年までの40年間もの長きにわたって続けられ、1950年代にはペニシリンが治験薬としてその有効性が確認され一般に使用されるようになってからも、「実験群」の約400人には使用されることなく自然経過が観察された。この実験における対象者は、無料の診察、わずかな金銭、そして死後の検死を条件とする無料の埋葬を研究協力に関する報酬として受けていたが、実験の真実に関する情報は一切提供されていなかったのである。この研究は、1972年「ニューヨーク・タイムズ」にその非倫理的な実験内容が記事として掲載されたことにより発覚し大きな社会問題となり、このとき結成された調査団によって研究をただちに中止するよう勧告された。この研究には、医師だけでなく患者の生活を知り患者を擁護すべき地元の保健師が参加していた。これは、とても残念なことである。

　この研究は、対象者に対して真実とは異なる説明を行い大きな苦痛（害）を与えていること、1人の人間としての人権を尊重していないこと、黒人で貧しいといったように社会の中で脆弱といわれている人々を対象としている等、極めて非倫理的である。研究者でありかつ医療者である医師・看護師が自分であれば絶対に対象者として研究協力できないような非倫理的な研究を計画し実施したという行為は決して許されるべきものではないことは自明である。

　その後、1979年米国ではこの事件に対する反省をもとに生物医学と行動研究における被験者の保護のための国家委員会「研究対象となる人間の保護に関する倫理原則のガイドライン」いわゆる「ベルモント・レポート」が公表された。

出典：宮脇美保子（2008）．　身近な事例で学ぶ看護倫理　中央法規出版

表4　ベルモント・レポートにおける基本的倫理原則

人格の尊重 （Respect For Persons）	人格の尊重という原則は、個人の自律性（Autonomy）、すなわち、人間は自分のことは自分で思考し、判断し、自己決定できる能力（Self-determination）をもつ主体と認めるものである。したがって、研究参加にあたっては、参加の有無を決定するのに必要な情報について十分な説明を受け、同意すること（Informed Consent）が前提となる。また、もしも何らかの理由により、自律性が完全にあるいは部分的に弱まっている場合はそれに応じて保護される権利があるとするものである。ナチスの人体実験、タスキギー事件（コラム2）のように、研究の対象者に必要な説明と同意を得ることなく研究が実施されることがあってはならない。
善行 （Beneficence）	善行は、恩恵・与益とも訳され、研究者の責務として理解されている。すなわち、害をなしてはならない（Do No Harm）、もしも、害が避けられない場合には、利益が最大となるようにし、害を最小にする（Maximize Possible Benefits And Minimize Possible Harms）しなければならない。したがって、研究者及びその施設に所属する人々は、研究に伴う利益は最大に、害（リスク）は最小になるように事前に検討し、配慮する責務がある。
正義 （Justice）	「正義」の問題には、研究によって利益を受けるのは誰か、負担を負うべき人は誰かということがある。これは「分配の公平性」（Fairness In Distribution）という観点からみて、研究に伴い、利益を受ける権利が奪われるあるいは負わなくてもよい負担を負わされるといった状況が起こった場合、これは正義に反することになる。正義の原則においては、平等な人同士は平等に扱われるべきであるが、何をもって平等と考えるかについては、必ずしも合意が得られているわけではない。しかしながら、歴史的にみて非倫理的研究においては、研究に伴う負担を負わされてきたのは脆弱者であった。すなわち、教育水準が高くない、経済的に豊かではない、情報を判断することが困難、マイノリティといったように社会的立場の弱い人たちである。

るが、それが十分ではない場合（子ども、認知障害、意識障害など）は、保護される必要がある。また、患者が自己決定するには、その判断の根拠となるべき医療情報が必要となるため、本原則を適用するにあたっては、後に述べるインフォームド・コンセントの概念が極めて重要となる。

②善行・恩恵・与益（Beneficence）

善行（相手に益をもたらすという意味で恩恵・与益と訳されることも多い）は、患者の利益を最大とする医療を提供し、健康を支援することであるが、何を利益とするかについては、医療者と患者では評価が異なる場合もある。ここでは、患者のQOLを踏まえて検討する必要がある。

③無危害（Non-maleficence）

医療に伴う危害（Harm）を患者に与えることなく、リスクを最小にすることである。しかし、診断・治療の過程には、患者に苦痛を与えず、不快を引き起こすこともないということを完全に請け合うことは困難な場合があるため、患者の利益との比較考量が必要となる。

④正義（Justice）

患者や社会に対して平等（Equality）・公正（Fairness）に振る舞うということである。すなわち、同等の者には同等の扱いをする。また、配分的正義として、臓器などのように医療資源は公正なルールのもとに公平に配分されるが、そのためのルールは誰もがある程度納得できることが重要である。

「欧州型の倫理4原則」

欧州各国の生命倫理学の研究者は、1998年に生命・医療第Ⅱプロジェクト「生命倫理と生命法における基礎倫理的原理」の結果を欧州連合（European Union: EU）の執行機関である欧州委員会に対して提言した。これが「バルセロナ宣言」と呼ばれるものであり、その中では、米国型の4原則とは異なる生命倫理の原則を提示している。

①自律（Autonomy）

欧州型の自律の概念は広く、米国型のように自律を自己決定と同義とは考えて

いない。自律には、人間がもつさまざまな能力であるところの、思考できる、人生の目標を設定できる、自分の意思で行動できる、道徳的価値判断ができる、インフォームド・コンセントができる、政治的行動を行い、自己責任がもてるなどといった能力の総体として捉えられている。

②尊厳（Dignity）

科学技術が急速に進歩するに伴い、その応用によってさまざまな倫理的問題が生じるが、人間の尊厳とその遵守に関しては十分に配慮される必要がある。特に、科学技術を応用する医療現場において、患者の尊厳を守ることは、きわめて重要である。尊厳は人間が人間であるという一点において認められるべきものである。

③不可侵性・統合性（Integrity）

不可侵性は、遺伝子操作などのように、技術的には可能であったとしても、生命の核心といえる部分に対しては、人間が介入すべき対象とはならず保護されるべきであるという考え方である。この原則は、個人の自律を最大限尊重しようとする米国型にはみられないものである。また、患者個人には、その人の人生における一貫性・統合性（その人らしさ）があるとする考え方であり、プライバシー尊重の問題であり、それは保護されるべきものであるとされている。

④弱さ（Vulnerability）

人間は、生まれたら誰もが100％死ぬ運命にある。有限の存在である人間は、病や怪我などを抱えると弱くなり、自律性を十分に発揮することが困難となり、尊厳が傷つけられたり不可侵性が脅かされる状況に陥りやすい。そうした存在を守り、助け、保護することが必要であるとする考え方である。

このように、米国型と欧州型の医療倫理の原則では、どちらも自律の原則を挙げているが、それ以外は異なっている（表5）。また、同じ自律の原則であってもそれが意味する内容には違いがある。それは、米国と欧州における生命倫理に関する捉え方の違いを反映しているからであろう。欧州型の倫理原則は、米国型以上に抽象的ではあるが、人の尊厳や弱さに注目している。看護倫理を考えていく上で、米国型の倫理原則だけでは、看護師が大切にしている患者と看護師の関係

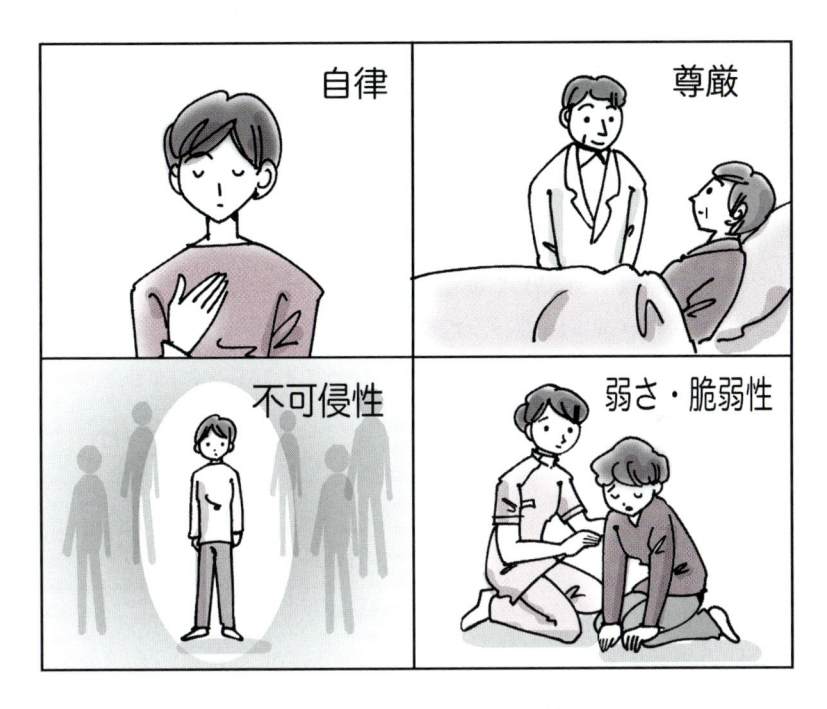

表5　医療倫理の原則

米国型（1979）	欧州型（1998）
自律尊重（Respect for autonomy）	自律（Autonomy）
善行（Beneficence）	尊厳（Dignity）
無危害（Non-maleficence）	不可侵性（Integrity）
正義（Justice）	弱さ（Vulnerability）

性を重視するという価値観が反映されにくいことを経験してきている。倫理原則が生まれる背景にある文化は、西洋とは異なるものであることを認識しつつ、看護倫理とは何かについて考えていく必要がある。看護倫理学者であるフライ（Fry, S. T., 2002／2005）らは、看護実践にあたっては、真実を知らせて、嘘をつかないとする「誠実（Veracity）の原則」と他者に対する専心をもって、約束や守秘義務を守る「忠誠（Fidelity）の原則」の2原則を加えている。

❸ インフォームド・コンセント

インフォームド・コンセント（Informed Consent：IC）という用語は、1957年のサルゴ判決（コラム3）が行われた法廷の中で初めて用いられ、その後に類似の判決を経てその概念が確立してきた。ICとは、患者が検査や治療に関して医師及びほかの医療者から説明を受け、内容を理解した上でその検査や治療を実施することに対して同意あるいは選択を与えるということである。したがって、ICの主語は患者である。しかし、医療現場では、しばしば誤った使われ方がされてい

コラム3　サルゴ判決

サルゴ裁判では、1957年、カリフォルニア下級裁判所でサルゴとスタンフォード大学との争いに歴史的な判決を下した。55歳のサルゴに事故が起こったのは1954年である。サルゴは、腹部大動脈に閉塞をきたしたため受診したところ、医師は、腹部大動脈造影検査を受けることが必要であると伝えた。医師は、サルゴに造影検査による合併症やリスクについては説明することなくそれを施行した。検査の翌日、サルゴは下肢にマヒをきたした。

判決では、患者は情報提供を受けたあとで治療方法を自由に選択する権利があるという趣旨の意見が述べられ、法廷の中でインフォームド・コンセントという用語が用いられた。すなわち、Consent（同意）の前提としてInformed（説明を受けること）が条件となったのである。その後、数年間にわたって、米国では各地でインフォームド・コンセントに関する判決が続き、学問的にも理論的裏づけ作業が行われた。こうして、インフォームド・コンセントは、法原理（The Legal Doctrine Of Informed Consent）として確立していった。

Faden, R. R. & Beauchamp, T. L. (1986). *A history and theory of informed consent* Oxford University Press.（ファーデン R. R.・ビーチャム T. L.　酒井忠昭・秦洋一（訳）(1994).　インフォームド・コンセント　―患者の選択―　みすず書房）

る。同意を与えるのは患者であるが、判断するための情報を先に得るのは医療者であることから、医療者に主導権があるかのように扱われることも少なくない。これは、医師が長く使用してきたムンテラという言葉との混同があるのではないか。ムンテラは、ドイツ語であるムントテラピー（Munt Therapie）の略語で、口で治療するという意味があり、主語は医師である。

ICは、患者の倫理原則の中の自律を尊重する上で、重要な要件となるものである。患者が同意・選択した結果を医療者に伝えるためには、次にあげるような情報について説明を受け、その内容を理解できることが前提となる。

①正しい病名や病状について
②治療に必要な検査の目的と内容、副作用について
③治療に伴う利益とリスク、予想される副作用などについて
④治療法や処置以外の代替の方法などについて

患者は、説明された内容に対して、医師に質問や確認を行い理解した上で、自身の価値観、人生の計画などを考慮して同意あるいは選択を行う。手順としては、以上のようになるが、現実はこれほどシンプルではない。ICの概念が生まれた背景には、次に述べる非倫理的あるいは倫理的妥当性が疑わしいとされる臨床研究と日常診療における医療の専門職支配と患者の人権侵害があった。

①臨床研究とIC

臨床研究におけるICの基礎となったのは、「ニュルンベルク綱領」である。これは、第二次世界大戦中のナチスによって行われた残虐かつ非人道的な人体実験を裁くために、ドイツのニュルンベルクで開かれた「ニュルンベルク裁判」（アメリカ軍事法廷、1947年）にもとづいている。ナチスの人体実験の反省から、人を対象とする医学研究においては、実験対象者への説明とその同意を得なければならないとする基本原則が本綱領で明文化された。ここで強調されているのは、被験者となるか否かは、対象者の自由意思によるものであることが明確化されたことである。この綱領を受けて、世界医師会（World Medical Association: WMA）は第18回大会を開催した1964年に「ヒトを対象とする医学研究の倫理的原則」を採択し「ヘルシンキ宣言」を公表した。この宣言の中では、「被験者個人の利益

と福祉を科学や社会に対する寄与より優先すべきであるという原則」、すなわち、人間を対象とする医学研究においては、個々の研究被験者の福祉がほかのすべての利益よりも優先されなければならないとされている。また、研究参加にあたっては、被験者が十分な説明を受けた上で同意を与えることを要求するICについて明記されている。

しかし、戦後に行われた医学研究においては、前述した「タスキギー事件」のように、研究倫理に違反する非倫理的な医学研究が繰り返され、ベルモント・レポートによる3原則が公表された。ICは、人格の尊重の原則（Respect For Persons）を研究の中で実際に適用するものとして位置づけられている。

②臨床実践とIC

i 「お任せ医療」から「参加型医療」へ

　医療の世界では、長い間、患者が診断や治療に関する判断・選択を医師に任せる「お任せ医療」が一般的であった。しかし、米国で1960年代後半から起こった患者の権利運動を契機に、自分の身に起こったことは自分で決定したい、医療者任せではなく自らも参加しようとする「参加型医療」へとシフトしてきた。もともと、医療界には「専門性」「密室性」「閉鎖性」という3つの壁があるといわれていた。故に、医療の世界は、一般の人々にとっては極めて不透明な領域とされてきたが、患者の権利運動とともに、医療もサービス業として認識され、医療者に透明性を求める方向へと変化してきた。その後、米国病院協会は、1973年に全米の病院に「患者の権利章典」を配布し、世界医師会は1981年にリスボンで開催した第34回世界医師会総会において、医師や医療者が守るべき患者の権利である「患者の権利に関するリスボン宣言」を採択した（**表6**）。

　しかし、「参加型医療」で最も重要なのは、医療者と患者の意識である。ICの実現にあたって、医療者にまず求められるのは、患者に対する適切な量と質の情報提供である。次に、患者には、説明された情報を正確に理解して判断し、選択した内容を適切に医療者に伝える能力が求められる。このように、ICは医療者と患者が協同することによって初めて実現されるため、究極のところ、重要なのは信頼関係を築くことであり、その鍵を握るのは両者のコミュニケー

表6 「患者の権利に関するリスボン宣言」(1981)

WORLD MEDICAL ASSOCIATION DECLARATION OF LISBON
ON THE RIGHTS OF THE PATIENT

Adopted by the 34th World Medical Assembly Lisbon, Portugal, September/October 1981, and amended by the 47th WMA General Assembly Bali, Indonesia, September 1995, and editorially revised at the 171st Council Session, Santiago, Chile, October 2005

序文 (PREAMBLE)	
医師、患者およびより広い意味での社会との関係は、近年著しく変化してきた。医師は、常に自らの良心に従い、また常に患者の最善の利益のために行動すべきであると同時に、それと同等の努力を患者の自律性と正義を保証するために払わねばならない。以下に掲げる宣言は、医師が是認し推進する患者の主要な権利のいくつかを述べたものである。医師および医療従事者、または医療組織は、この権利を認識し、擁護していくうえで共同の責任を担っている。法律、政府の措置、あるいは他のいかなる行政や慣例であろうとも、患者の権利を否定する場合には、医師はこの権利を保障ないし回復させる適切な手段を講じるべきである。	
原則 (PRINCIPLES)	
1．良質の医療を受ける権利 　Right to medical care of good quality	a．すべての人は、差別なしに適切な医療を受ける権利を有する。 b．すべての患者は、いかなる外部干渉も受けずに自由に臨床上および倫理上の判断を行うことを認識している医師から治療を受ける権利を有する。 c．患者は、常にその最善の利益に即して治療を受けるものとする。患者が受ける治療は、一般的に受け入れられた医学的原則に沿って行われるものとする。 d．質の保証は、常に医療のひとつの要素でなければならない。特に医師は、医療の質の擁護者たる責任を担うべきである。 e．供給を限られた特定の治療に関して、それを必要とする患者間で選定を行わなければならない場合は、そのような患者はすべて治療を受けるための公平な選択手続きを受ける権利がある。その選択は、医学的基準に基づき、かつ差別なく行われなければならない。 f．患者は、医療を継続して受ける権利を有する。医師は、医学的に必要とされる治療を行うにあたり、同じ患者の治療にあたっている他の医療提供者と協力する責務を有する。医師は、現在と異なる治療を行うために患者に対して適切な援助と十分な機会を与えることができないならば、今までの治療が医学的に引き続き必要とされる限り、患者の治療を中断してはならない。

III 臨床倫理

2．選択の自由の権利 　Right to freedom of choice	a．	患者は、民間、公的部門を問わず、担当の医師、病院、あるいは保健サービス機関を自由に選択し、また変更する権利を有する。
	b．	患者はいかなる治療段階においても、他の医師の意見を求める権利を有する。
3．自己決定の権利 　Right to self-determination	a．	患者は、自分自身に関わる自由な決定を行うための自己決定の権利を有する。医師は、患者に対してその決定のもたらす結果を知らせるものとする。
	b．	精神的に判断能力のある成人患者は、いかなる診断上の手続きないし治療に対しても、同意を与えるかまたは差し控える権利を有する。患者は自分自身の決定を行ううえで必要とされる情報を得る権利を有する。患者は、検査ないし治療の目的、その結果が意味すること、そして同意を差し控えることの意味について明確に理解するべきである。
	c．	患者は医学研究あるいは医学教育に参加することを拒絶する権利を有する。
4．意識のない患者 　The unconscious patient	a．	患者が意識不明かその他の理由で意思を表明できない場合は、法律上の権限を有する代理人から、可能な限りインフォームド・コンセントを得なければならない。
	b．	法律上の権限を有する代理人がおらず、患者に対する医学的侵襲が緊急に必要とされる場合は、患者の同意があるものと推定する。ただし、その患者の事前の確固たる意思表示あるいは信念に基づいて、その状況における医学的侵襲に対し同意を拒絶することが明白かつ疑いのない場合を除く。
	c．	しかしながら、医師は自殺企図により意識を失っている患者の生命を救うよう常に努力すべきである。
5．法的無能力の患者 　The legally incompetent patient	a．	患者が未成年者あるいは法的無能力者の場合、法域によっては、法律上の権限を有する代理人の同意が必要とされる。それでもなお、患者の能力が許す限り、患者は意思決定に関与しなければならない。
	b．	法的無能力の患者が合理的な判断をしうる場合、その意思決定は尊重されねばならず、かつ患者は法律上の権限を有する代理人に対する情報の開示を禁止する権利を有する。
	c．	患者の代理人で法律上の権限を有する者、あるいは患者から権限を与えられた者が、医師の立場から見て、患者の最善の利益となる治療を禁止する場合、医師はその決定に対して、関係する法的あるいはその他慣例に基づき、異議を申し立てるべきである。救急を要する場合、医師は患者の最善の利益に即して行動することを要する。

6．患者の意思に反する処置 Procedures against the patient's will	患者の意思に反する診断上の処置あるいは治療は、特別に法律が認めるか医の倫理の諸原則に合致する場合には、例外的な事例としてのみ行うことができる。	
7．情報に対する権利 Right to information	a．患者は、いかなる医療上の記録であろうと、そこに記載されている自己の情報を受ける権利を有し、また症状についての医学的事実を含む健康状態に関して十分な説明を受ける権利を有する。しかしながら、患者の記録に含まれる第三者についての機密情報は、その者の同意なくしては患者に与えてはならない。 b．例外的に、情報が患者自身の生命あるいは健康に著しい危険をもたらす恐れがあると信ずるべき十分な理由がある場合は、その情報を患者に対して与えなくともよい。 c．情報は、その患者の文化に適した方法で、かつ患者が理解できる方法で与えられなければならない。 d．患者は、他人の生命の保護に必要とされていない場合に限り、その明確な要求に基づき情報を知らされない権利を有する。 e．患者は、必要があれば自分に代わって情報を受ける人を選択する権利を有する。	
8．守秘義務に対する権利 Right to confidentiality	a．患者の健康状態、症状、診断、予後および治療について個人を特定しうるあらゆる情報、ならびにその他個人のすべての情報は、患者の死後も秘密が守られなければならない。ただし、患者の子孫には、自らの健康上のリスクに関わる情報を得る権利もありうる。 b．秘密情報は、患者が明確な同意を与えるか、あるいは法律に明確に規定されている場合に限り開示することができる。情報は、患者が明らかに同意を与えていない場合は、厳密に「知る必要性」に基づいてのみ、他の医療提供者に開示することができる。 c．個人を特定しうるあらゆる患者のデータは保護されねばならない。データの保護のために、その保管形態は適切になされなければならない。個人を特定しうるデータが導き出せるようなその人の人体を形成する物質も同様に保護されねばならない。	

III 臨床倫理

9. 健康教育を受ける権利 Right to Health Education	すべての人は、個人の健康と保健サービスの利用について、情報を与えられたうえでの選択が可能となるような健康教育を受ける権利がある。この教育には、健康的なライフスタイルや、疾病の予防および早期発見についての手法に関する情報が含まれていなければならない。健康に対するすべての人の自己責任が強調されるべきである。医師は教育的努力に積極的に関わっていく義務がある。
10. 尊厳に対する権利 Right to dignity	患者は、その文化および価値観を尊重されるように、その尊厳とプライバシーを守る権利は、医療と医学教育の場において常に尊重されるものとする。 　患者は、最新の医学知識に基づき苦痛を緩和される権利を有する。 　患者は、人間的な終末期ケアを受ける権利を有し、またできる限り尊厳を保ち、かつ安楽に死を迎えるためのあらゆる可能な助力を与えられる権利を有する。
11. 宗教的支援に対する権利 Right to religious assistance	患者は、信仰する宗教の聖職者による支援を含む、精神的、道徳的慰問を受けるか受けないかを決める権利を有する。

資料：日本医師会訳：http://www.med.or.jp/jma/jma_infoactivity/jma_activity/000503.html

ション力である。医療者は自分が説明した内容が患者に理解されているかを確認し、また、患者には説明された内容がわからなければ質問する姿勢が求められる。そうした双方の努力の結果として、患者や家族は「この医師、この看護師なら安心して自分の身体のことを任せてもよい」と思えるようになるのであろう。

ii　わが国におけるIC

　わが国にICの概念が輸入されたのは、1980年代である。1984年10月には、医療過誤訴訟に取り組んでいた弁護士を中心とした患者の権利宣言全国起草委員会による「患者の権利宣言（案）」が提案された（患者の権利法をつくる会編, 1992）。しかし、ICがわが国で普及するようになったのは、1990年代以降であ

る。1990年、日本医師会は、日本医師会第Ⅱ次生命倫理懇談会の「『説明と同意』についての報告」の中でICを「説明と同意」と訳した。しかし、この訳では、ICの主語は医師であり、患者に説明して同意を取り付けるという意味になってしまい、患者の自己決定を保障するというICの概念とは異なるものとなる。ICの主語は患者であり、患者が医師やほかの医療者から説明を受けた上で同意を与えるというものであるが、それまでのパターナリズムを正当化していた医師－患者関係からみて、わが国の医師がICを受け入れ、実践していくことは容易ではなかったと思われる。

　実際、ICの概念が輸入された初期のころには、医師は患者に情報を伝え、医師自身がよいと判断した検査や治療方法に患者を同意させる、あるいは事実を患者に伝え、その後は意思決定のプロセスには関与せず患者に判断を任せることもあった。一方、患者も医師から情報を得たものの、その情報が自分の人生計画や価値観にどのように関係してくるのかといった情報の解釈や判断に戸惑ったり、困ったりすることも少なくなかった。このようにICは、医師から患者への情報の一方通行に終わり、情報の共有、意思決定の支援といったコミュニケーションプロセスとしては機能しているとはいえなかった。そうした中、1992年医療法が改正され、その附則第2条において、「政府は、医師、歯科医師、薬剤師、看護婦その他医療の担い手と医療を受ける者との信頼関係をより促進するため、医療の担い手が、医療を提供するに当たり、適切な説明を行い、医療を受ける者の理解を得るように配慮することに関し検討を加え、その結果に基づいて必要な措置を講ずるものとする」と明記された。この条文では、看護婦は「その他」の医療の担い手としてではなく、看護婦として明記されていることは注目に値する。その後、この附則にもとづき、厚生省健康政策局内に柳田邦男を座長とする「インフォームド・コンセントの在り方に関する検討会」が設置され、1995年に「元気が出るインフォームド・コンセント」というサブタイトルがついた報告書が公表された（柳田、1996）。その中では、ICは「よりよい医療の基盤づくりのための新しい患者・医療従事者関係のあり方を追求していく上で、なくてはならない手段として位置づけ、懇切丁寧な説明を受けた

いと望む患者と十分な説明を行うことが医療提供の重要な要素であるとの認識をもつ医療従事者が協力し合う、よりよい医療環境を築くことが目標である」と述べられている。このように、検討会では、米国のような法的概念として定着させるというよりも、よりよい医療環境を築くためのコミュニケーションプロセスとして位置づけようとしていたことがうかがえる。それは、画一性を本質とする法律で規定してしまうことにより、責任回避の手段となり、手続きとしてのみ機能した場合、医療者と患者の信頼関係を築くことは困難となるであろうという見解を示したものであった。

その後、1997年の第3次医療法改正では、第1条の4第2項で、「医師、歯科医師、薬剤師、看護婦その他の医療の担い手は、医療を提供するに当たり、適切な説明を行い、医療を受ける者の理解を得るように努めなければならない」という条文が努力目標として明記された。こうした医療法の改正の一連の経緯からわかるように、ICは医師と患者関係のみを対象としているものではなく、歯科医師、薬剤師、看護師その他の医療の担い手と明記しているように、医療をチームによる協働行為として捉えられる方向へと変化してきたのである。

ⅲ　ICの現状と課題

2006年の第5次医療法改正においては、「医療を受ける者の利益の保護及び良質かつ適切な医療を効率的に提供する体制の確保」を目的としており、医療現場におけるICの普及と実践を通して患者の自律を尊重する動きがみられるようになってきた。

現在、患者に対する医療者の説明の必要性に関する認識は高くなっており、ICは医療現場で受け入れられつつあるといえるであろう。しかし、その基本となるICの思想が正しく理解され機能しているかという点においては疑問が残る。そもそも、医学的情報の意味を理解するという点においては、専門職である医療者と素人である患者では決定的な差がある。したがって、単に情報を伝えるだけでは医療者は説明責任を果たしたとはいえず、ICの目的であるところの患者がその情報にもとづいて意思決定できるように支援すること、すなわち十分なコミュニケーションを図ることが重要である。しかし、医療現場で

は、医師から「ICをとる」あるいは「説明したから同意書をもらっておいて」といったように手続きとして理解しているとしか思えない言葉が聞かれることも少なくない。本来、ICは、医師が説明して患者から同意を得るというより、患者が医療者に同意を与えるために説明を受けるということに重点が置かれるべきものである。したがって、医療者から患者への説明に際しては、説得、強制、脅しあるいは操作等があってはならない。

　人間は、自身の身体を使って主体的に生活している。まるごとの人間に何らかの医療行為を行うということは、身体のみではなく、その人の生活のありよう全体にも影響するということである。したがって、その身体に関する決定にあたっては、患者自身の意思が何よりも尊重されるというところに、ICの重要な意味がある。専門家としての裁量権をもつ医療者と自己決定権をもつ患者が互いに相手の立場を理解し、率直に話し合える環境こそが今最も必要とされているといえる。患者は、健康問題をもって医療サービスを受けているが、その意思決定にあたっては患者という役割を特徴づける疾病だけでなく、自身の価値観、人生観、好みや制約などを考慮している。すなわち、患者にとってのICは、個別的な最善の選択といえる（図）。このことを理解してはじめて、医療者と患者の共同作業といえるコミュニケーションプロセスとしてのICに近づくことができるであろう。

　その実現のためには、看護師と医師が患者に関する情報を共有し、それぞれの役割を補完しあうことが重要となる。そもそもICは、法原理として確立した歴史があり、米国では法的意味合いが強い。しかし、医師が患者に説明したとしても、その内容を患者が「理解」できなければ適切な意思決定はできない。患者がどの程度「理解」しているかということを法的に確定することは容易ではない。そこで重要となるのが倫理的概念としてのICである。その鍵となるのが、医療者－患者間のコミュニケーションである。患者が知りたい情報は何か、説明した内容をどの程度「理解」しているかを医療者が把握するには、患者とのコミュニケーションが不可欠となる。告知という用語があるが、これは一方向を示すもので、説明責任を果たすことにはならない。

医療技術の進歩、価値観の多様化、医療の専門分化、複雑化が進む医療現場において、医師の説明は、診断、治療開始、治療評価といったようにイベントごとに行われている。患者と日々のコミュニケーションを図っているのは24時間患者とともに病棟にいる看護師である。そこで、看護師に期待されるのは患者とICにかかわるコミュニケーションを図ることである。コミュニケーションを通して、患者の揺れる気持ちを理解し、ともに考え、最終的な意向を確認し、医師と情報を共有することであろう。

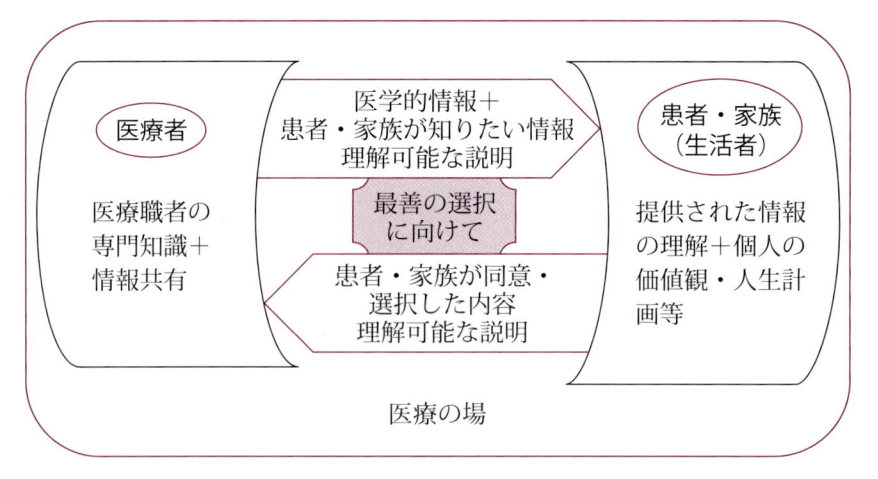

図　コミュニケーションプロセスとしてのインフォームド・コンセント

Tea Time

「できれば晴れた日に」

　医療者は、仕事のなかで患者を通して死を身近に感じているが、自分に引き寄せて考えてはいない。本書は、40代半ばで自らの癌と闘った男性医師である板橋氏とそれを支えた主治医の思いがつづられた本であるが、心に残る言葉が多い。

『癌性疼痛に対して』

- モルヒネを使ってしまえば、それは癌に対して負けを認めたことになり、癌との戦いの戦線が一歩後退することになる（と感じる）。それが恐ろしい。それを認めたくない。それを認めるくらいだったら痛みを我慢する。患者がそう考えることもあるのだ、ということを初めて知った。(p.26)

『癌とわかって』

- 泣く場所がほしい。うつ気味になってきているのがわかる。(p.29)
- 転移や再発に怯えることで神経がすり減っていく。闘う気力が萎えていく。結果に打ちのめされるのではなく、怯えることに参っていくのだ。(p.29)
- やはり子どもたちのことがきにかかる。長男は中学生にして、末の子に至っては小学生の半分で父親を失うことになる。欠けるものが大きくなければよいが、多感な頃でもある。……最後に父親として見せてやれる背中は闘病の姿勢か。(p.63)
- 仕事の整理をする上で割りと多くの人々に告知をしている。心から同情してくれる。けれど、彼らの意図とはまったく反対にだんだんと疎外感を感じるようになってきている。違う。彼らと僕は違う。こんなに違う。(p.64)
- こどもあての遺書を書き始めたら、ひとり分を書き終えぬうちに涙が溢れてつづけられなかった。……生と死が交錯している不安定な未来だ。(p.67)
- 子どもたちに何かしてやりたいという具体的な考えはない。子どもたちが困らないようにしておきたいと思うだけだ。金というものは、何ものにも替えられる便利なものだと思う。思い出などという空虚なものを残すより、子どもたちの自由度を少しでも広げる金を残したい。時間がない。金を離れた高尚なことなど言っておれぬ。(p.103)

板橋繁（2009）．できれば晴れた日に　―自らの癌と闘った医師とそれを支えた主治医たちの思い―　へるす出版新書

Ⅳ 看護倫理

「いのち」

いのちが一番大切だと

思っていたころ

生きるのが苦しかった

いのちより大切なものが

あると知った日

生きているのが

嬉しかった

星野富弘（1986）．　鈴の鳴る道　偕成社，　p.80.

　ナイチンゲール（Nightingale, F.）は、19世紀後半、職業としての看護を発見したが、看護師が考えるべきことの第一は患者の利益であると述べ、そのためには看護師の人格を涵養することが重要であるとしている。ナイチンゲール（湯槇, 1974）は、「看護婦の訓練と病人の看護」の中で、看護師は訓練を受けることによって、医師の指示や権威に対して卑屈に従うのではなく、忠実であることを学ぶとし、真の忠実とは、自主的で熱意ある責任感なしには存在しえないものであると述べている。このころから、看護師が盲目的に医師の指示や権威に従うことは患者の利益にならないことが主張されてきた。しかしながら、150年以上が経過した現在、看護師の専門職性は確立されつつあるものの、未だ看護師は十分といえるほどの職務上の自律性を有しているとはいい難い。

1 歴史的にみた看護倫理

近年、看護実践の場における倫理的関心が高まっている。しかし、こうした現象は、1990年以降のことであり、実践の中で倫理を意識し、具体的に議論されるようになったのは2000年代に入ってからである。看護の長い歴史からみれば、つい最近のことである。倫理的関心が高まった背景には、医療技術の急速な進歩、人々の価値観の多様化、少子高齢化、患者の権利意識の向上、ICの普及など、医療・看護を取り巻く環境のさまざまな変化が挙げられる。こうした社会環境の変化に伴い、看護師への役割期待も高まり、それに応えるように基礎教育の4年制化も進んだ。

しかし、従来、看護師に対しては「優しさ」「従順」「献身」といった情緒的反応に価値がおかれ、理論や倫理について語ろうとすると敬遠される傾向があった。それは、医師やほかの医療者だけでなく、同じ看護師間でも認められる現象であった。故に、そうした組織風土の中で、倫理的感受性のある看護師が「これは、おかしい」「何か変だ」「何かモヤモヤする」と思うことがあったとしても、それを言語化して話しあう場もなく、一人で悩むことが多かった。したがって、医療現場における意思決定のプロセスに積極的にかかわりたいと思う看護師がいたとしても、何をどのようにすればよいのかわからない状況があり、そこから倫理教育に対する学習ニーズが高まってきたといえよう。現在では、継続教育の一環として倫理研修を実施している医療機関が急増している。こうした倫理的問題に対する看護師の認識、判断、対応における学習ニーズが高い理由の一つとして、基礎教育において専門職としての系統的な倫理教育が行われていなかったことがある。

2 看護基礎教育における倫理教育

わが国の保健師、助産師、看護師等の養成は、保健師助産師看護師学校養成所

指定規則（昭和26年文部省・厚生省令第1号）（以下、「指定規則」という）の内容を満たし、文部科学大臣または厚生労働大臣の指定を受ける必要がある。1951年の公布時の指定規則において「看護倫理」は独立した科目（20時間）として設置され、テキストも出版されていた。それは、1967年の改正まで続いた。しかし、その内容は、伝統的な徒弟制度の中で看護師に求められる「やさしさ」「献身」「忍耐強さ」「奉仕」といった精神性の強いものであり、現在のような専門職倫理教育とはほど遠いものであった。この時代における医療倫理は、まさに医師を対象とした「医の倫理」であり、看護師には、患者のために思考することは期待されておらず、医師の指示に盲目的に従い、その手足として効率的に働くことが求められていた。

　1967年の指定規則改正においては、看護倫理は独立した科目ではなくなった。看護史及び看護倫理は「看護概論」（60時間）の一部になり、その内容や割り当てられる時間数は各教育機関に任されることとなった。この改正で、看護倫理がその内容を専門職倫理として確立していくというよりも、科目名を削除してしまい教育内容をあいまいにしたことに、どのような意図があったのだろうか。この頃は、米国では看護理論が次々と開発され、看護の学問的確立を目指しており、わが国においても、看護師の精神性だけを強調している時代ではないという空気が強くなっていたのかもしれない。ICの概念が輸入されたのは、1980年代であり、日本看護協会は、1988年に「看護師の倫理規定」を公表している。しかし、その翌年の1989年に改正された指定規則では、「看護倫理」を看護学概論の一部に含めるという記述もなくなっている。このように、1967年から指定規則が改正される1997年まで、看護倫理の教育は、実質的には行われていなかったということになる。ようやく、1997年の指定規則改正で専門職としての倫理の重要性が明文化された。看護師教育の「基本的な考え方」の中で「人々の多様な価値観を確認し、専門職業人としての共感的態度および倫理に基づいた行動ができる能力を養う」ことが謳（うた）われ、明確な教育目標となった。ここで初めて、専門職業人、倫理にもとづいた行動という言葉が明記され、専門職としての看護師養成教育における看護倫理の課題が明確化された。しかし、ここでも看護倫理に関する具体的な教育

内容については各教育機関にまかされたままであった。その後、2002年、文部科学省は、看護基礎教育の在り方に関する検討会を設置し、報告書である「大学における看護実践能力の育成の充実に向けて」を公表した。その中で、「学士課程の教育では、社会人として信頼し得る倫理的感性に富んだ人間性の涵養、看護対象者の人間としての尊厳・権利の尊重にもとづいた擁護者としての在り方、専門的知識に基づいた判断力と実践能力の育成が重視される」としている。こうして、看護基礎教育における倫理教育の必要性に対する認識は高まったものの、カリキュラム全体の中に看護倫理をどのように位置づけるのか、目標達成のための具体的な教育内容や方法についての議論は不十分なままである。その背景には、教授する側の教師自身が系統的な倫理教育を受けていないため、学生に教育するための蓄積された体系的理論をもっていないことがある。結果として、教育現場における看護倫理教育は、その必要性は理解しているものの積極的に取り組めていないのが現状であろう。生命倫理、医療倫理等について教育しているところでも、担当者は看護教員ではないことが多い。

　一方の臨床現場では、看護師が倫理的問題に直面する機会がますます増加しており、その対応を迫られている。しかし、多くの看護師は、その対応に苦慮している現状があり、基礎教育と現場で求められる能力との間における乖離が問題となっている。

3 専門職と倫理

　倫理は看護実践に内在しているが、フライ（Fry, S. T., 1988）は、看護倫理を看護実践に見出される道徳的現象であり、看護師によって行われる倫理的判断の哲学的分析であるとしている。看護師は、専門職としての価値を内面化し社会的使命の重要性を認識する必要がある。

　専門職（Profession）は、社会が必要とする職務を遂行するために、高度な知識に裏づけられた専門的技術を習得しているが、ある特定分野における高度な知

識・技術を有するスペシャリストとは異なる概念である。職業人として重要なことは、スペシャリストかゼネラリストかということではなく、専門職でありえるか否かということであろう。専門職は職務上の自律性を有し、営利を目的とすることなく、公共の利益を重視する。看護師が専門職業人としてありたいと思うのであれば、それに伴って生じる責任も引き受けなければならない（Rogers, M.／手島，1998）。専門職としての看護師には、法的責任を果たすだけでなく、倫理的にも重い社会的責任が課せられているのであり、専門性にもとづく自律性が期待されている。

　看護師の専門職能団体である国際看護師協会（International Council Of Nurses: ICN）は、倫理綱領の前文で看護師には、「健康の増進」「疾病の予防」「健康の回復」「苦痛の緩和」という4つの責務があることを明記している（**表7**）。また、看護には、文化的権利、生存と選択の権利、尊厳を保つ権利、そして敬意のこもった対応を受ける権利などの人権を尊重することが、その本質として備わっているとしている。そして、ICN看護師の倫理綱領は、「看護師と人々」「看護師と実践」「看護師と看護専門職」「看護師と協働者」という4つの基本的領域からなっている。「看護師と人々」の中では、「看護師の専門職としての第一義的な責任は、看護を必要とする人々に対して存在する」ことが明記されており、ウィデンバック（Wiedenbach, A., 1964／外口ほか訳，1984）が述べている「看護師が看護師であるゆえんはそもそも看護を必要とする患者の存在があるからである」とする、本来の役割を確認させてくれるものである。

　一方、日本看護協会は、自らを律するものとして、看護職者が守るべき道徳的行動を示し、専門職としての品性及び専門職に寄せる国民の信頼に応えるべく「看護者の倫理綱領」（2003）を公表している（**表8**）。倫理綱領の前文には、「看護者は、看護職の免許によって看護を実践する権限を与えられた者であり、その社会的な責務を果たすため、看護の実践にあたっては、人々の生きる権利、尊厳を保つ権利、敬意のこもった看護を受ける権利、平等な看護を受ける権利などの人権を尊重することが求められる」というように、人権の尊重について明記している。15の条文から成る倫理綱領は、看護師が看護実践を行う上での行動の指針となる

表7　ICN看護師の倫理綱領

前文
　看護師には4つの基本的責任がある。すなわち、健康を増進し、疾病を予防し、健康を回復し、苦痛を緩和することである。看護のニーズはあらゆる人々に普遍的である。
　看護には、文化的権利、生存と選択の権利、尊厳を保つ権利、そして敬意のこもった対応を受ける権利などの人権を尊重することが、その本質として備わっている。看護ケアは、年齢、皮膚の色、信条、文化、障害や疾病、ジェンダー、性的指向、国籍、政治、人種、社会的地位を尊重するものであり、これらを理由に制約されるものではない。
　看護師は、個人、家族、地域社会にヘルスサービスを提供し、自己が提供するサービスと関連グループが提供するサービスの調整をはかる。

倫理綱領
　「ICN看護師の倫理綱領」には、4つの基本領域が設けられており、それぞれにおいて倫理的行為の基準が示されている。

倫理綱領の基本領域
1．看護師と人々
- 看護師の専門職としての第一義的な責任は、看護を必要とする人々に対して存在する。
- 看護師は、看護を提供するに際し、個人、家族および地域社会の人権、価値観、習慣および信仰が尊重されるような環境の実現を促す。
- 看護師は、個人がケアや治療に同意する上で、正確で十分な情報を最適な時期に、文化に適した方法で確実に得られるようにする。
- 看護師は、個人情報を守秘し、これを共有する場合には適切な判断に基づいて行う。
- 看護師は、一般社会の人々、とくに弱い立場にある人々の健康上のニーズおよび社会的ニーズを満たすための行動を起こし、支援する責任を社会と分かち合う。
- 看護師は、資源配分および保健医療、社会的・経済的サービスへのアクセスにおいて、公平性と社会正義を擁護する。
- 看護師は、尊敬の念をもって人々に応え、思いやりや信頼性、高潔さを示し、専門職としての価値を自ら体現する。

2．看護師と実践
- 看護師は、看護業務および、継続的学習による能力の維持に関して、個人として責任と責務を有する。
- 看護師は、自己の健康を維持し、ケアを提供する能力が損なわれないようにする。
- 看護師は、責任を引き受け、または他へ委譲する場合、自己および相手の能力を正しく判断する。
- 看護師はいかなるときも、看護専門職の信望を高めて社会の信頼を得るように、個人としての品行を常に高く維持する。
- 看護師は、ケアを提供する際に、テクノロジーと科学の進歩が人々の安全、尊厳

および権利を脅かすことなく、これらと共存することを保証する。
　・看護師は、倫理的行動と率直な対話の促進につながる実践文化を育み、守る。
3．看護師と看護専門職
　・看護師は、看護実践、看護管理、看護研究および看護教育の望ましい基準を設定し実施することに主要な役割を果たす。
　・看護師は、エビデンスに基づく看護の実践を支援するよう、研究に基づく知識の構築に努める。
　・看護師は、専門職の価値の中核を発展させ維持することに、積極的に取り組む。
　・看護師は、その専門職組織を通じて活動することにより、看護の領域で、働きやすい労働環境をつくり出し、安全で正当な社会的経済的労働条件を維持する。
　・看護師は、自然環境が健康に及ぼす影響を認識し、実践において自然環境の保護と維持を図る。
　・看護師は、倫理的な組織環境に貢献し、非倫理的な実践や状況に対して異議を唱える。
4．看護師と協働者
　・看護師は、看護および他分野の協働者と協力的で相互を尊重する関係を維持する。
　・看護師は、個人、家族および地域社会の健康が協働者あるいは他の者によって危険にさらされているときは、それらの人々や地域社会を安全に保護するために適切な対応を図る。
　・看護師は、協働者がより倫理的な行動をとることができるように支援し、適切な対応を図る。

資料：日本看護協会訳：http://www.nurse.or.jp/nursing/practice/rinri/icnrinri.html

ものである。

　条文1から6には、看護師が守るべき職業的価値と義務が述べられている。中でも、条文1では、人間の生命、人間としての尊厳及び権利を尊重することを看護師の倫理的行動の基本としており、条文4の自己決定の権利の尊重と合わせて、倫理原則の「自律の尊重」「善行」と関連している。条文2では、正義の原則にあたる公平かつ平等な看護の提供について保障することが規定されている。ここで看護師が考えておくべきこととして、看護における平等とは何かという点である。同じ人は同じく異なる人は異なるように看護すること、すなわち患者の個別的ニーズに応じた看護を提供することが必要である。条文3は、フライ（Fry, S. T.）がいうところの「誠実・忠誠」の原則にあたるものであり、看護師と患者の信頼関係を形成することの重要性を述べている。条文5は守秘義務についての規定で

表8　看護者の倫理綱領（日本看護協会，2003年）

前文

　人々は、人間としての尊厳を維持し、健康で幸福であることを願っている。看護は、このような人間の普遍的なニーズに応え、人々の健康な生活の実現に貢献することを使命としている。

　看護は、あらゆる年代の個人、家族、集団、地域社会を対象とし、健康の保持増進、疾病の予防、健康の回復、苦痛の緩和を行い、生涯を通してその最期まで、その人らしく生を全うできるように援助を行うことを目的としている。看護者は、看護職の免許によって看護を実践する権限を与えられた者であり、その社会的な責務を果たすため、看護の実践にあたっては、人々の生きる権利、尊厳を保つ権利、敬意のこもった看護を受ける権利、平等な看護を受ける権利などの人権を尊重することが求められる。

　日本看護協会の『看護者の倫理綱領』は、病院、地域、学校、教育・研究機関、行政機関など、あらゆる場で実践を行う看護者を対象とした行動指針であり、自己の実践を振り返る際の基盤を提供するものである。また、看護の実践について専門職として引き受ける責任の範囲を、社会に対して明示するものである。

条文
1. 看護者は、人間の生命、人間としての尊厳及び権利を尊重する。
2. 看護者は、国籍、人種・民族、宗教、信条、年齢、性別及び性的指向、社会的地位、経済的状態、ライフスタイル、健康問題の性質にかかわらず、対象となる人々に平等に看護を提供する。
3. 看護者は、対象となる人々との間に信頼関係を築き、その信頼関係に基づいて看護を提供する。
4. 看護者は、人々の知る権利及び自己決定の権利を尊重し、その権利を擁護する。
5. 看護者は、守秘義務を遵守し、個人情報の保護に努めるとともに、これを他者と共有する場合は適切な判断のもとに行う。
6. 看護者は、対象となる人々への看護が阻害されているときや危険にさらされているときは、人々を保護し安全を確保する。
7. 看護者は、自己の責任と能力を的確に認識し、実施した看護について個人としての責任をもつ。
8. 看護者は、常に、個人の責任として継続学習による能力の維持・開発に努める。
9. 看護者は、他の看護者及び保健医療福祉関係者とともに協働して看護を提供する。
10. 看護者は、より質の高い看護を行うために、看護実践、看護管理、看護教育、看護研究の望ましい基準を設定し、実施する。
11. 看護者は、研究や実践を通して、専門的知識・技術の創造と開発に努め、看護学の発展に寄与する。
12. 看護者は、より質の高い看護を行うために、看護者自身の心身の健康の保持増進に努める。
13. 看護者は、社会の人々の信頼を得るように、個人としての品行を常に高く維持する。
14. 看護者は、人々がよりよい健康を獲得していくために、環境の問題について社会

>   と責任を共有する。
> 15. 看護者は、専門職組織を通じて、看護の質を高めるための制度の確立に参画し、よりよい社会づくりに貢献する。

資料：日本看護協会：http://www.nurse.or.jp/nursing/practice/rinri/rinri.html

あり、「忠誠」の原則にあたる。守秘義務に関しては、保助看法第42条の2において「保健師、看護師又は准看護師は、正当な理由がなく、その業務上知り得た人の秘密を漏らしてはならない。保健師、看護師又は准看護師でなくなった後においても、同様とする」と規定されている。条文6は、24時間患者の近くにいる看護師であるからこそ、特に重要であり、「無危害」の原則にかかわる規定である。看護師は患者に害が及んでいないかどうかを注意深く観察し、危険がある場合あるいは予測される場合はそれを回避する行動をとる必要がある。特に、看護においては、意図的に害を与えるというよりも、現在の事実・現象に対して積極的にはたらきかけないことによる倫理違反が考えられることがある。たとえば麻痺があって機能訓練が必要な患者に対して何もせずに臥床状態を見過ごしている場合などである。

条文7から11には、看護専門職としての責任を果たすうえで必要とされるものについて述べている。条文9では、チーム医療の実現に向けて、ほかの看護者及び保健医療福祉関係者とともに協働して看護を提供すると述べている。しかし、保健医療福祉関係の職種は数多く存在し、それぞれの職種の誕生までの歴史や教育背景も異なることから、互いの職種について十分に理解できないまま向き合っているのが現状であろう。海外では、医療職の60%は、毎週1〜5回は職場において、ほかの医療職者と対立しており、37%はその解決に勤務中約90分を充てているとの報告がある（Pavlakis, A., 2011）。多様な職種間の対立が問題となり、患者の利益を阻害することのないよう、コミュニケーションを深めるための工夫が必要である。

条文12から15には、看護師となる個人の徳と組織的取組みが規定されている。条文13は、個人としての看護師の品行を常に高く維持することが求められてい

る。なぜなら看護師という職業の本質は、看護を必要とするすべての人々の人格を尊重し、かけがえのない存在としての独自性を守ることだからである。

Tea Time

「あなたの患者になりたい」

本書は、模擬患者（SP）の養成と利用に関する活動をされている佐伯氏によって書かれた患者の視点からみた医療コミュニケーションに関するものである。

「こんな医療者に出会いたい」
- 重要なことは、患者に尋問するのではなく、患者が語りたい内容を「聴く」ことだという。患者は、医療者に自分の話を聴いてもらえることで、自分に関心をもってくれている、自分のことを「分かってもらえる」と感じることができる。（pp.5-6）
- 患者は、医療職に就く人に対して、専門的知識や技術の他に、社会人としての適切な態度とマナーは最低限有しているとものと期待しており、この両方が備わった医療者に「人」として迎え入れられたとき、来てよかったと思う。（pp.7-8）

「医療者と患者の出会いは異文化の出会いである」
- 素人が医学的知識をもたないのは、その人の通常の生活や文化に必要がないからである。自分の属する世界以外の文化を知らないのはごく普通のことである。（pp.26-28）
- 患者は、そうした「ソト」の文化に、自分の最も「ウチ」である身体について公開しているのであり、緊張したり抵抗感をもつであろう。異なる文化が出会うとき、互いに「敵ではない」という合図を送ることが必要である。（pp.9-11）

「患者や家族が我慢しなければ医療は成立しないのか」
- ここは、病院だから、医療の場だから我慢してください。と言われることがあるが、病院や医療がなぜ我慢する理由になりえるのか。皆が、我慢していやな思いをしなければ病院や医療はそもそも成り立たないものなのか。（pp.90-92）

佐伯晴子（2003）．あなたの患者になりたい ―患者の視点で語る医療コミュニケーション― 医学書院

Ⅴ 看護研究と倫理

「Life ―生きる―」より

重要なのは

「人格」です

そのために人は

幾多の人生

様々な人生を

過ごしてきているのです

さて、この人生で

あなたはどこまで

自分の「人格」を

高められましたか？

葉祥明（2007）．　Life　―生きる―　愛育社，　p.7.

　看護実践の質の向上、看護学の発展に看護研究は必要不可欠であるが、そこには倫理的配慮が求められる。これまで、科学的な研究は、人々に多大な利益をもたらしてきたが、その一方で多くの倫理的問題も生じさせてきた。こうした倫理的問題に対する関心は、人を対象とする非倫理的な生物医学的実験によって高ま

り、その反省が前述したようなニュルンベルク綱領、ヘルシンキ宣言、ベルモント・レポートといった倫理規範へとつながっているのである。

1 研究と倫理的配慮

　看護職者が活用できる倫理的配慮に関するガイドラインとしては、次のようなものがある。
・国際看護師協会（2003年）「ICN 看護研究のための倫理指針」
・日本看護協会（2004年）「看護研究における倫理指針」
・厚生労働省告示（2008年）「臨床研究に関する倫理指針」
・文部科学省・厚生労働省告示（2007年）「疫学研究に関する倫理指針」
・日本老年看護学会（2003年）「日本老年看護学会研究倫理ガイドライン」
　こうした研究倫理に関するルールは、研究を行う人が守るべき行動の指針となる。特に、「ICN 看護研究のための倫理指針」及び日本看護協会の「看護研究における倫理指針」は、専門職としての看護実践に研究は不可欠であるという確固たる意志を示すものであり、その根底にあるのは、研究対象者に対する「人格の尊重」である。したがって、研究に伴う対象者への倫理的配慮は研究成果に伴う利益よりも優先されなければならない。研究にあたっては、対象候補者となる人が、自身の安全とプライバシーが十分に保障され、研究の目的、方法、研究に伴う利益・不利益（善行・無危害）に関して説明を受け、十分に理解した上で研究への参加・協力に関して自由意思（自律）にもとづいて、決定（インフォームド・コンセント）できることが重要となる。研究対象者の中には「本音は研究に協力したくないけど断りにくい」「研究に協力しても、今の自分には何の得もない、将来役立つと言われてもなんで今、自分がその犠牲にならないといけないのか」という思いをもつ人もいる。研究対象者が受ける負担や不利益には、身体的なものだけでなく、インタビューに協力するためにつらい経験を語ることなど心理的なものもあることを忘れてはならない。

また、研究対象者となるすべての人が自律性をもち、研究協力の有無に関する自己決定（Self-determination）能力をもっているとは限らない。小児や病人、自由が制限されている人などのように、自律性が弱くなっている人を対象に研究する必要がある場合は、さらに特別な配慮を要する。例えば、看護師が行う研究では、患者を対象とするものも少なくないが、看護師が研究とケア提供者の両方の役割をもっている場合、患者は研究協力を断りにくい状況に置かれていると感じやすい。患者に対しては、研究に協力することによって、どのような利益を受けることができるか、あるいはいかなる負担や不利益を被るのかを理解できるように説明する必要がある。例えば、研究で行うケアのやり方と日常のケアとは何がどのように異なるのかなどである。また、看護実践にかかわる研究の場合は、研究者としての役割と看護師としての役割があいまいになることもあり、どちらの立場で患者と向き合っているのかわからなくなったりジレンマを経験したりすることもある。

2 研究倫理審査

　人を対象とする研究を行う際は、倫理審査委員会の承認を受けなければならない。倫理審査にあたっては、計画した研究に関する科学的合理性および倫理的妥当性があるか否かが問われる。具体的に倫理審査を申請するには、倫理審査申請書と研究計画書を作成する必要がある。倫理審査申請の書類には、研究の目的・意義、倫理的配慮が明瞭かつ論理的に記載されることが求められるが、実際の審査においては、「研究の意義がわからない」「判断する上で必要な具体的情報が記載されていない」「文章の意味が理解できない」といったように、倫理的配慮を審査する以前のところで問題になることが多い。倫理審査の申請書は、看護系以外の専門領域の審査委員が理解できるものを提出することが重要である。申請者の中には、「研究内容ではなく、倫理的配慮だけ審査すべきだ」といった苦情を申し出る人もいるが、申請書の内容が理解できないあるいは、研究の意義が理解でき

ない場合は審査の対象にならないことを知っておく必要がある。研究は、個人的関心による自己満足のためや研究当番が回ってきたから行うといったような「Study For Study（研究のための研究）」であってはならず、科学的妥当性が問われていることを認識すべきである。

したがって、看護師が研究を計画するにあたっては、少なくとも研究に着手する上で必要な基本的な研究能力を身につけ、研究の意義を明確にするとともに、研究に伴う利益と不利益について比較考量し、利益が不利益を上回っていることを記述できる必要がある。

3 研究倫理と利益相反

研究する際には、「利益相反」に対して適切に対応し、透明性を確保することが求められる。利益相反（Conflict Of Interest: COI）とは、研究において外部との経済的な利益関係によって研究に求められるところの公正さや適正さが損なわれる、あるいは損なわれるのではないかという懸念を第三者が抱きかねない状況にあることである。利益相反は程度の差はあるものの必ず存在するものであり、そ

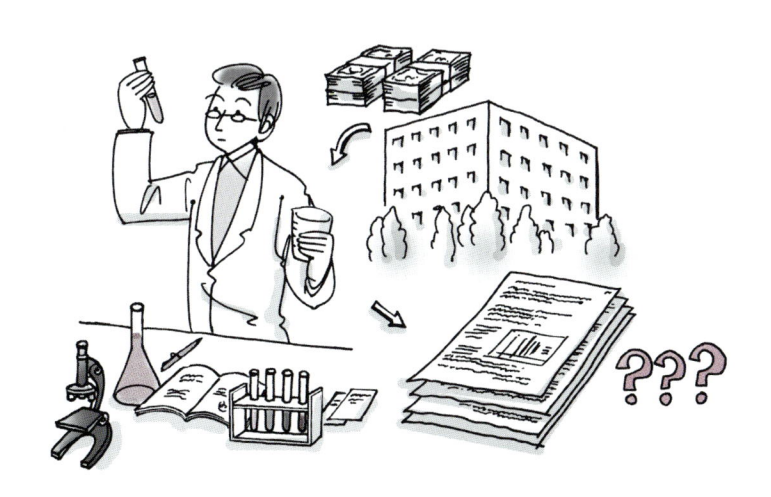

れ事態が問題になるわけではない。そのことによって、研究における倫理性や科学性が揺るがないよう透明性を高めることが重要となる。

　わが国では、2007年にタミフルに関する利益相反の問題があった。これは、インフルエンザの治療薬であるタミフルの副作用に関する調査を行った厚生労働省研究班の主任研究者等3名が、同薬を輸入販売していた製薬会社から多額の寄付金を受けていたことが発覚したという問題であった。

　利益相反は、看護研究においても起こりうることである。例えば、患者の口腔ケアについての研究を計画した際、ある企業から新しい口腔内洗浄剤とともに研究費として経済的支援すなわち寄付金を提供されたとしよう。研究者は、これまで使用していた洗浄剤と新しい洗浄剤でケアの効果を比較する。その結果、新しい洗浄剤が従来のものより効果的であることが明らかになった場合に、そのデータに信頼性はあるか、すなわち企業に有利になるような「研究の影響はなかったのか」ということに関して第三者から懸念をもたれることがあってはならないということである。そのためには、具体的に考えられる第三者からの懸念を最小にする対策をとることである。利益相反に関する具体的な内容については2006年に文部科学省が「臨床研究の利益相反ポリシー策定に関するガイドライン」を、2008年には、厚生労働省が「厚生労働科学研究における利益相反の管理に関する指針」を発表している。

第2章

今、医療現場で何が起きているのか

Ⅰ 患者・家族のニーズに応えられているか
Ⅱ 医療者—患者関係の勾配
Ⅲ 看護師の道徳的苦悩

「れんぎょう」

わたしは傷を持っている

でも　その傷のところから

あなたのやさしさがしみてくる

星野富弘（1982）．　四季抄　風の旅　学研パブリッシング，　p.52.

　科学技術が進み、患者はその恩恵を受けてきたが、同時に人として遇されるということの難しさを経験することになってきた。人は、他者に対して、観る、聴く、触れるといったように自分の身体を用いて相手と向き合ってきた。しかし、今、そうした強力で大切なコミュニケーションあるいは診断・治療のためのツールが失われつつある。

　TED Talks という番組のなかで、スタンフォード大学病院の医師であるバルギーズ（Verghese, A.）は、そのプレゼン番組のなかで、コンピューターのなかの患者を「iPatient」と呼んでいた。コンピューターのなかにいる患者は医師から丁寧な診察を受けるが、ベッドに横たわっている本物の患者は「iPatient」よりも丁寧な扱いを受けているとは思えないといった内容である。人は、患者になっても、そこが病院であっても、どのような状況であっても、ひとりの人間としての尊厳を尊重されることを望んでいるのである。

　1960年代から始まった科学技術評価に対する見直し、患者の権利意識向上など、患者と医療者の関係は近づいていくかのように思えたが、その距離は縮まるどころか逆に遠ざかっているように思われる。

　本章では、患者の味方であることを保証する役割をもつ看護師は果たして、Ⅰ．患者・家族のニーズに応えられているのか、患者中心の医療を謳うなかで、Ⅱ．医療者と患者関係の勾配は解消されたのか、複雑化・高度化・多様化する現代医療のなかで、Ⅲ．看護師が抱える道徳的苦悩とは何か、について述べる。

I 患者・家族のニーズに応えられているか

「ICN 看護師の倫理綱領」における「看護師と人々」の領域でも明記されているように、看護師が専門職として第一義的責任を負うのは、医師でも病院でもない、看護を必要とする人々、すなわち患者とその家族である。したがって、看護師が最も耳を傾け専心する相手は、患者・家族でなければならない。では、患者・家族が求める看護とはどのようなものであろうか。看護師が専門職である以上、専門的知識と技術をもっていることは当然のことであるが、それだけで最善の看護を提供することはできない。患者・家族は、看護師に対して一人の人間として自分にかかわってくれること、尊厳をもったケアをしてくれることを求めている。つまり、専門職としての能力とケアする者としての人格が統合された看護を期待しているのである。

人は誰でも、病のためにそれまで当たり前にできていたことができなくなったり、社会的役割を果たせなくなったりすると自尊心が傷つきやすくなり、人生における病むことの意味を見出せないこともある。このように、一人の生活主体者としての自信や誇りを失いかけそうになっている状況の中で、医療者から「ぞんざいな扱い」を受けたら患者はどのような気持ちになるであろうか。情けないという気持ちを抱き、生きよう、頑張ろうという気力さえ萎えてしまうかもしれない。それほどに患者・家族に対する看護師の向き合い方は大きな影響を及ぼすものである。

看護師が職業としての看護を提供する相手は、患者として出会うまでは見知らぬ人々である。看護師は臨床という場で、「患者を選ぶ」のではなく、「患者と出会う」のである。それまで、かかわることもなかった人に対して、出会った瞬間から、「ケアを必要としている」存在として理解することを求められる仕事、それが看護である。人は、傷つきやすい存在であるが、相手のかかわり方ひとつで逆に自分の強みを引き出してもらえたり、元気や勇気をもらったりすることもある。2013 年 1 月 19 日付の朝日新聞夕刊に次のような記事が載った。

うれしい誕生日など、遠い記憶の残像だった。それも闘病下の病院で「ハッピー・バースデー」をうたって祝福されるとは考えもしなかった。
　プレゼントは、病棟の看護師ら22人全員が書いてくれた色紙である。言葉はそれぞれだが、人の情けと生きる力が伝わってくる。……（中略）心臓血管外科などの患者がいる西病棟に約1年暮らした。つらい検査と思わしくない結果の繰り返し。自暴自棄になり、もう明日を望めぬのではないかと不安にさいなまれる。
　しかし、彼女たちは、なえた心を笑わせ、しかってくれた。私の病気とともに闘い、私の心に巣くった絶望という病も癒してくれた。……（中略）
　人の悩みを救うため、愛の力が働けば苦しみは消え人は生まれ変われる。その愛の力が誰にも分かるように造られた生きた有機体……（後略）
（駒野剛「22人の色紙」『窓　論説委員室から』）

　このように、患者の中にある「生きようとする力」を引き出し、支え、希望を注ぎこむことのできる看護師の存在こそが待たれているのである。患者・家族が医療者から見捨てられるという思いや情けないといった感情を抱くことのない関係を築くことが重要である。フライ（Fry, S. T.）らは、誠実の原則と忠誠の原則を医療倫理の4原則に加えて6原則としているが、医療者の中で患者と最も濃いかかわりができる位置にいる看護師だからこそ、遵守すべき原則といえるのではないだろうか。そして、そうしたかかわりを実践するか否かは、目の前の患者・家族とどのような関係をもちたいと思っているのかという、看護師自身の心に委ねられているのである。看護師は、患者や家族と誠実にかかわることを通して、自分自身がもつ強みや傷つきやすさについても気づくことができるであろう。
　では、患者・家族が求める看護と実際の看護との間にはどのようなズレが起こっているのかを考えてみよう。

1 患者の「ために」ではなく、患者の「立場から」考える

　サービス業が成功する鍵は、「相手のために」ではなく「相手の立場から」考えることだといわれる。与えられる医療、施しの医療といわれた時代は遠く、現在は参加する医療、サービスとしての医療へと人々の認識は変化している。しかし、果たして医療者の意識はそうした変化に追いついているのだろうか。新しい世界に足を踏み入れていることはわかっていても、頭はまだ古い世界のままのようにも思える現状がある。患者の呼称を「さん」から「様」に変えたところで、そこに医療者の思いがなければ患者中心の医療は実現しない。医療に従事するすべての人の行動が「様」呼称に見合うものでなければ、それは返って慇懃無礼な態度として受け止められるであろう。

　看護師がこれまで患者のためにと思い行動してきたことは、果たして患者の利益になっていたのだろうか。患者はそれぞれが固有の人生を生きており、一人ひとり異なる価値観や信念をもっている。したがって、看護師が「看護とは何か」「看護師とは何をする人か」ということを意識しているならば、医療の場で尊重すべきは、患者自身の価値や信念であり、自身のそれではない。しかし、実際は、看護師が自身の考えや価値観にもとづいて「患者のために」判断し、行動しており、患者のニーズとの間に「ズレ」が生じていることも少なくない。看護界では古くから「患者の立場」に立つという言葉は使われてきたが、真に患者の立場に立つとはどのようなことなのか。ここでは、「患者のために」考えることと「患者の立場から」考えることの違いを知ることから始める。

　医療の現場である病院は、一般の人々にとっては異なる文化をもつ非日常の世界である。しかし、病院のドアを開けて一歩中に入ると、院外では非日常とされていることがまさに日常のこととしてルーチン化している。たとえば「診察しますから、横になってください」「服を脱いでください」「麻酔をかけます」「注射します」「手術します」「管を入れます」といったようなことである。そうした不慣れな、しかも緊張する環境の中にあって、人が本来の自分を表現することは容易

でない。一方、看護を業とし、毎日病院にいる看護師にとってそこは日常であり、「患者のために」行っているのだからという発想になりやすい。さらに、作業の効率性を求める組織からの要請が強い場合、患者のことを考える看護師の感性はますます錆びついてしまうことになる。患者が何を望んでいるのか、何を目標にしているのか、どのような生き方、価値観をもっているのかを理解してはじめて、相手の立場に近づくことができ、本当のニーズを知ることができる。複雑で多忙を極める医療現場において、患者の立場に立つということは容易ではないかもしれないが、そのことを意識するか否かで看護実践は変わってくるであろう。看護師が理解すべきことは、患者という呼称の一般的なニーズではなく、一人ひとりの名前をもった個別のニーズなのである。

2 医療における関係性と信頼性の危機

　医療者が目覚ましい医療技術の進歩に注目するようになった現在では、その帰結として、医療の本質である「人間対人間の看護」に対する関心が薄くなっている。

❶ 患者から遠ざかることへの警告

　マザー・テレサは、「愛の反対語は、憎しみではなく無関心です」という言葉を残しているが、「関心の喪失」は、まさに現代医療が抱える人間関係における問題の中心にある。患者は、看護師が関心をもっているのは、自分に対してではなく周囲の医療機器や仕事の効率性ではないのかという危惧を抱いている。医療技術が進歩し、複雑・高度化、専門分化が進む中で、看護師は、必要な観察項目のみをチェックし、自分の聞きたいことだけを聞き、測定は、患者に触れることなく機器に頼り、視線は患者ではなく電子カルテに向けるようになった。患者からは、「看護師さんはコンピュータを連れてきて、それと向かい合っていて、私の身体に

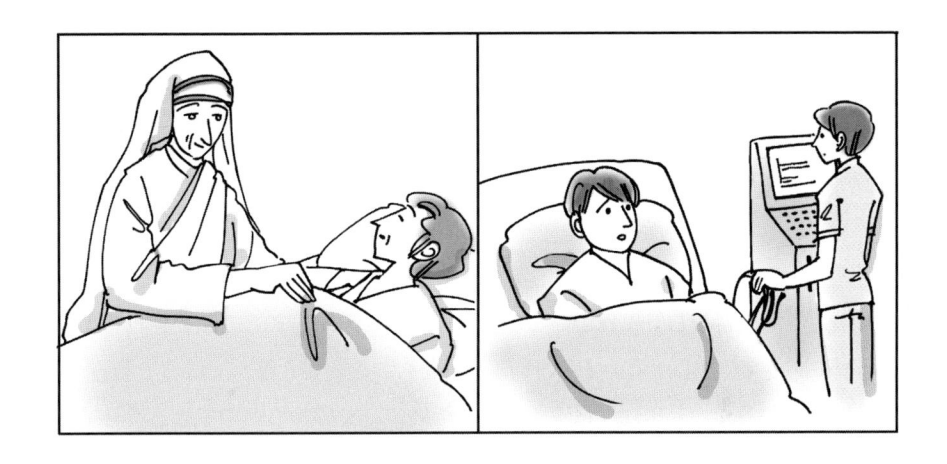

触れようとはしないし、目を合わせることも少ないです」という声があるが、看護師はそうした患者の不安や孤独な思いに気づいているだろうか。

　こうした現状は、倫理の基本である個人の尊厳が軽視され、看護師がケアを必要とする人として患者を理解することなく、情報の手段として扱っているところから生じているといえるであろう。看護師が行う観察、測定、インタビューは情報を収集するということ以上の意味をもつ。すなわち、そのプロセスを通して、患者―看護師関係が形成されていくということである。しかし、現状は、看護診断を同定するための情報収集として、データを集めることそのものが目的化してしまっている傾向がある。また、看護師は患者との関係を築くことを軽視していることさえも気づいていないかもしれない。看護は、患者と看護師の相互作用によって成り立っている。看護師が患者を観察しているとき、患者もまた看護師を信頼できる人かどうか観察している。看護師が患者に触れるとき、患者は、その触れ方が丁寧かぞんざいかで自分がどの程度、人として大切に扱われているかを判断している。患者はただはたらきかけられるだけの客体ではないのである。

　看護師は、患者を全体的存在として理解することの意義はわかっていながらも、いつの間にか、患者から遠ざかることが日常化してしまい、それを意識することすらなくなっているようである。患者からみれば、このような看護師は物理的にはほかの医療者より自分の近くにいたとしても、互いの存在を認識できず「共に

在る」という感覚をもつことができないであろう。互いに心が触れあうことはなく、同じ目標に向かうこともできない。このような状況で看護師は、果たして患者をケアしているといえるだろうか。患者がいる病棟に 24 時間いる医療者は看護師だけである。それは、患者に寄り添い、療養生活を整え、支援するという役割があるからではないだろうか。先に、紹介した駒野氏の新聞記事の中で、著者は、「西病棟に約 1 年暮らした」とあるように、病棟を生活の場として捉えている。人は生活の主体者として生きているのに、それが入院することで制限されるような環境にあっては、心が萎えてしまい、希望をもつことさえ難しくなるであろう。そうした患者の思いを知り、希望をつなぐために心を砕くことのできる看護師こそが必要とされているのではないか。

　すなわち、患者が「ケアする者」としての看護師に望んでいるのは、自分に関心を示してくれる、言葉を確かに受け止めようとして耳を傾けてくれる、温かいまなざしを向けてくれる、時に励まし、時にしかってくれることであろう。さらには、自分の手を握ってくれる、肩に触れてくれる、痛いところを擦ってくれるといった行為を待っているのである。こうした看護師の観る、聴く、触れるといった行為は、患者にとって情報を提供すること以上の意味をもつものである。患者はもう少し「そばにいてほしい」「話を聴いてほしい」「自分の味方であることを保証してほしい」という思いを飲み込んで寂しさや辛さに耐え療養生活を送っている。こうした環境で流れる時間はとても長く感じられるであろう。看護師には、専門職として患者が必要としていることに応えていく責任がある。

❷ 癒しへの渇望

　近代外科の基礎を築いた人物として知られる 16 世紀の外科医であるパレ（Pare, A.）が残したとされる言葉に、「時に治し（To Cure Sometimes）しばしば和らげ（To Relieve Often）常に慰める（To Comfort Always）」がある（梶田, 2003）。この言葉は、科学が進歩した現代においても深い意味をもつ。医学は不確実なものであり、治療できる疾病は限られており、すべての苦痛を取り除くこ

ともできないが、慰めること、癒すことはどんな時でもどんな場所でもできるということであろう。しかし、今の時代は医療に限らず社会全体が癒しを求めているように思える。それは、癒されたいという願いが満たされないことへの渇望によるものではないか。すなわち、人間同士の結びつきの希薄さがその根底にあるように思えるが、医療の世界もテクニック志向となり、患者中心という言葉が宙に浮いているところから、人間性の重視を求めるようになったといえるであろう。患者は、医療者に対して一人の名前をもつ個人として理解されること、そして、「あたたかさ」「安心」「思いやり」「支え」を提供してくれることを望んでいる。

　看護師は、「常に慰める」ことのできる立場にある者として患者の心に誠実に向き合うことが大切である。患者を一人の人格として理解しようとする看護師であれば、どれだけ経験を重ねたとしても、常に患者との出会いは新しいと感じるものである。なぜなら、人間は一人ひとりが唯一無二の存在だからである。すなわち、看護師は、診断名、性別、年齢が同じだとしても、患者のことは「もうだいたいわかっている」「理解している」といったことは決して断言できないのである。看護師に求められていること、それは、相手のものの見方、人生観、価値観を知り、共通の目的、目標を見出すことである。看護師は、患者に「待たれる」存在になることが大切であるが、一方で患者や家族の揺れる思いにつきあいながら「待つ」ことも期待されている。そのためには看護師の意識的な日々の努力の積み重ねが必要である。看護師は確かに忙しい。ただ、何のために仕事をしているのか、看護は何で評価されるのかと問われれば、癒す力をもっているかどうかであろう。そして、それは多くの人が渇望していることであり、誰かがやらなければならないことなのである。

　超高齢社会を迎えた今、医療現場は混沌としているように思える。高齢者が医療者に求めているのは、それまでの自分の暮らし方や残された人生の生き方を支援し、味方になって共に考えてくれることであろう。しかし、治らない状態、死期が近づいている状態であっても、できる限りの手をつくそう（治療）とする現代医療は、本来人間がもつところの自然治癒力や有限な存在としての寿命ということをどこかに置き去りにしてはいないだろうか。人は「食べないと死ぬ」とい

うのは確かであるが、それがすべてではない。「死ぬ（寿命）から食べない」ということもある（コラム4）。死期が近づいている患者、死ぬから食べない（身体が死の準備を始めると、食事量が減る）患者に対して、人口的に栄養を施し続けることは逆に苦痛を与えることになる。身体が受けつけないのに処置を続けることは、時に拷問のように思えることさえある。それは、故意ではないにしろ患者に対して害を加えていることになり、無危害の原則に反することになるであろう。患者は自分らしく生きること、安心して死ぬことができるように、自分のことを理解してくれる人を必要としている。

❸ 家族のケアニーズ

家族の中に病人が出ると、家庭内の役割や関係性の変化、身体的・心理的・経済的負担などが生じやすくなり、さまざまな形で生活に影響を及ぼす。患者の家族もまた苦しみや孤独な思いを抱えながら言葉にできないでいる。家族は、患者をケアする存在であるだけでなく医療者のケアを必要としている存在でもある。しかし、残念ながら看護師はそのニーズに十分応えられているとはいえない。

ICが浸透してきている現在にあっても、医療情報を患者より先に家族に伝えていることも少なくない。しかも、それは患者の個別性に配慮した上での熟慮の結果というより慣習的に行われており、家族に対する説明は、「胃がんです。肺にも転移しています。患者さんに知らせるかどうかは、ご家族で決めてください」といったように型どおりのことが多い。そうなると家族は一気に重い荷物を背負わされたような責任を感じ、医療者から見放されたような気持ちになるであろう。家族は、患者に真実を知らせることで、不安を増大させたくないと思い、看護師や医師に支援を求めたくてもそれをいえず言葉を飲み込んでしまう。また、家族は患者が安心して療養できるように、家庭内の心配ごとやBad Newsは伝えないようにして明るく振る舞っていることが多い。こうして、家族が抱える荷物はどんどん重たくなっていく。その荷物を少しでも降ろしてもらえるようなかかわりを看護師にしてもらえたなら、家族はどれだけ気持ちが楽になるであろうか。医

療者と一緒に患者をケアしているという連帯感をもつことができ、心強く思えるだろう。

しかし、患者からも遠ざかる傾向がある中で、そうした家族の苦悩に看護師の関心が注がれることは少ない。ある患者の家族は、「看護師さんも忙しいとは思いますが、部屋に来られても夫にやるべきことだけをやってすぐに出ていかれるので、お話できるような雰囲気ではないですし、私がここにいることなどは気にも留めていないようです」と表情を曇らせた。看護師はケアする人をケアするこ

> **コラム4** 食べないから死ぬのではない、死ぬから食べない
>
> 　医師である中村仁一も『大往生したけりゃ医療とかかわるな』（中村, 2012）の中で触れている。中村は、著書の中で、「食べないから死ぬのではない、死ぬ時がきたから食べないのだ」とし、食べないから治らない、食べれば元気になるという誤った考え方をすることが、穏やかな自然死、苦しまない死を邪魔していると述べている。死期が近づくと人は食べものも水も徐々に受けつけなくなる。それは、自然のことなのである。
>
> 　人はいずれ死ぬ運命にあるが、それが「今ではないだろう」と思いたいところから過剰な医療が行われるのではないか。医療者は、寿命と結論づけることはできない場合、何か別の原因があるかもしれないと思い、結果責任への不安から検査し治療を続けようとする場合もある。
>
> 　胃がんの患者で、口からものを食べられるようにと医師の勧めにより、家族が患者を説得して手術をしてもらっても、術後一度も口から食べ物を食べることもできないまま、苦しみと衰弱の中で死んでいく患者は稀なことではない。しかし、これでは何のための医療なのかわからない。穏やかに死ぬ機会を患者から奪ったこと、そうした選択をしてしまったことに重い荷を背負ってしまう家族も少なくない。寿命が近づいて食べない高齢者とミルクを飲めない赤ちゃんの状況を同じに考えて治療することは妥当ではない。
>
> 　医師や看護師は、患者や家族に今、身体機能はどのような状態にあるのかをわかりやすく説明することにもっと心を砕く必要がある。医療者と家族が、結果責任や世間の言葉に振り回されることなく、真に患者の利益になることは何かをともに考えることこそが今求められている。

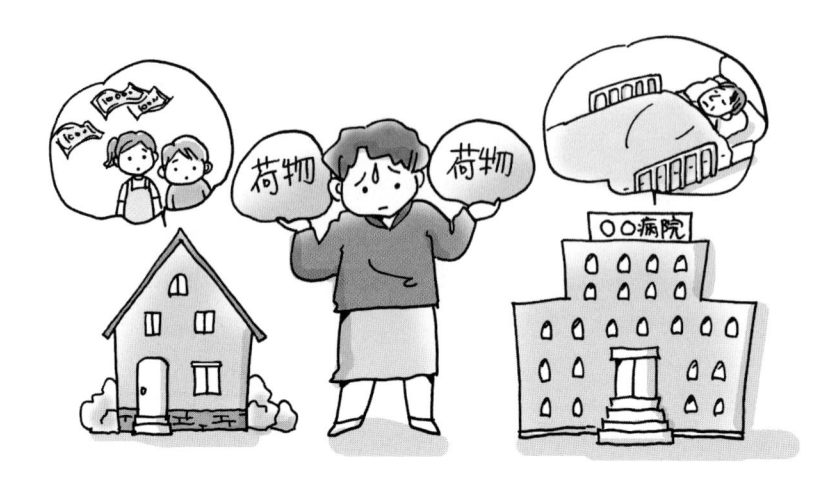

とに、もう少しだけエネルギーを注ぐことはできないのだろうか。「お疲れは出ていませんか」「何かお尋ねになりたいことはありませんか」「ご主人は、今朝のリハビリをとても頑張っていましたよ」といった言葉かけ一つで、家族の気持ちは軽くなったり温かくなったりするであろう。医療者がかける言葉は患者や家族にとって毒にも薬にもなるものである。

　看護師は、ケアする家族をケアすることが、患者をケアすることにつながるということを心に留めておく必要がある。『真紅のバラを37本』の著者である高橋穏世は、患者の家族としての思いを次のように綴っている。「肉親の悲しみをとてもよくわかって下さっている小児科のある看護師さんが、パパの死を聞いて駆けつけて下さいました。『あなたが心配よ、大丈夫？』この看護師さんは、トッちゃんが亡くなった時も、一輪のバラの花を棺の上において手を合わせて下さいました。……多忙な時間を割いて駆けつけてくださった好意と、たった一言の言葉に看護師という職業的な立場ではなく、人間そのものの誠意というものに触れ、私は救われた思いがしました」(pp.255-256) 患者の家族は、看護師の人間性に触れることで救われる気持ちになる。看護は人間と人間の間で行われる行為であり、故に看護師は自分のかかわり方が患者や家族に及ぼす影響の大きさを認識する必要がある。

Tea Time

「忘れられない看護エピソード」―「靴音」

　5月12日は「看護の日」でこの日を含む1週間は「看護週間」である。この間、日本看護協会と厚生労働省は、さまざまな事業に取り組んでいるが、その一環で「忘れられない看護エピソード」を募集している。募集は看護職部門と一般部門に分かれているが、ここでは第2回一般部門で内館牧子賞を受賞した中井雅博氏の作品「靴音」を紹介したい。看護師が患者・家族の味方であることを保証すること、一人の人間として誠実にかかわることの大切さを教えてくれる作品である。

　祖父は長い間、がんを患い、暑い夏の一週間、昏睡が続いたのち他界した。昏睡に陥ってからというもの、主治医は形式的に回診するといった感じだった。とにもかくにも僕はその一週間、ずっと病院で寝泊まりした。そして彼女はその病院の看護師だった。ある晩、暗い廊下の長椅子でうとうとしていると、リノリウムの床をコツコツと鳴らす靴音が近づいてきた。

　祖父を受け持っている彼女は「風邪引くわよ」と声を掛けると、僕の横に腰を降ろした。非常灯だけがぼんやりとにじむ闇のなかだった。「助からないと分かったら医者は手を抜く？」。僕はそんな質問をしたと思う。彼女は言葉を選びつつ「手は抜かないと思うけど、患者さんから気持ちが離れてしまうことはあるかもしれない。でも看護師に絶対それはない」。彼女は続けて「ドクターは患者さんを治療する者、でも私たちは看護する者なの。私たちの根底にあるものは医学じゃない。だから心配しないで」

　彼女はそう言って立ち上がると、もとさた闇の中にゆっくりと吸い込まれていった。そこには靴音だけがいつまでも響いていた。

　祖父が他界したとき、彼女は目を真っ赤にして僕らと一緒に涙を流した。そして彼女の最後の言葉は「お力になれなくて申し訳ございません」だった。僕はそのとき、彼女の言葉にうそはなかったと確信した。

　広い世界には損得ぬきで他人に尽くす者がいる。彼女の根底に流れるものが何なのか、僕には知る由もない。彼女を突き動かすものが何なのか、僕には分からない。祖父は亡くなった。けれど、あの時僕は大切なことを教わったような気がする。本当の看護とは何なのか。医師は単なる治療者なのか。答えはまだ分からない。

　僕は今、大学の医学部に学ぶ。彼女は人間としての僕の目標だ。いつか僕も医師として「心配しないで」と患者さんに言ってあげたい。靴音を聞くと今でも彼女のことを思い出す。

日本看護協会　「忘れられない看護エピソード」．http://www.nurse.or.jp/home/event/simin/episode/

II 医療者―患者関係の勾配

「こだまでしょうか」

「遊ぼう」っていうと

「遊ぼう」っていう。

「ばか」っていうと

「ばか」っていう。

「もう遊ばない」っていうと

「遊ばない」っていう。

そうして、あとで

さみしくなって、

「ごめんね」っていうと

「ごめんね」っていう。

こだまでしょうか、

いいえ、誰でも

金子みすゞ（2011）．金子みすゞ名詩集　彩図社，p.20.

　多くの医療機関は、理念として「患者中心の医療」を掲げているが、現実の患者はどこに位置づけられているのだろうか。医師は、患者を一人の名前をもった

生活者としてみるという視点が不十分であり、故障した身体をもつ者として対象化する傾向がある。患者の呼称を「さん」から「様」に変えたところで、顔のない患者として扱われているのであれば意味がない。医師が着用している白衣、医師が座る肘掛のある背もたれ椅子は、暗黙のうちに医師の権力と結びついている。医師の前で服を脱ぎ、背もたれも肘掛もない回転椅子に座らされるのが患者である。そうした状況の中にあっては、誰もが委縮し普段と同じように振る舞うことは難しいであろう。医師と患者では、圧倒的な医学的知識の差があるため、よほど医師が自分たちの振る舞いを意識しない限り、医療の中心に患者が位置する状況は生まれにくい。

　また、患者にとって療養上の世話をしてくれる看護師は、ありがたい存在であると同時に、他者に依存しなければならない自分を意識させるとともに、自分を情けない存在のように思わせる相手でもある。ある患者は看護師からトイレに行くときは、付き添うからナースコールを押すように言われたので、押したところ「えっ、また！　さっき行ったばかりじゃないの、ちょっとは我慢してくださいよ」と言われて情けない思いをしたと嘆いた。こうした看護師の心ない言葉は患者の尊厳を深く傷つける。しかし、医師にしても看護師にしても、自分たちのそうした振る舞いが、それほどに患者の心を傷つけていることには気づいていないのかもしれない。なぜなら、医療という文化の中では、それが当たり前のように繰り返されてきたからである。

1 お互い様

　清水（2004）は、ケアを〈する側〉が〈される側〉を「助ける」「援助の手を差し出す」という意識で行われるときに〈する側〉による〈される側〉の「差別」が生じ「助ける」ことが、上から下に対する行為であるかのように把握されると述べている。そこで重要なことは、医療者も患者も「お互い様」という意識をもつことである。私たちは、社会の中でそれぞれの役割をもち、それを必要として

いる人々に対して遂行しているのであり、どちらが上にいるわけでも下にいるわけでもない。医師や看護師の役割をもつ人間と患者役割をもった人間が出会うとき、同じ社会を構成している仲間としての意識を持つことが重要である。患者が病を抱えて苦しんでいるとき、さらに人の世話になること、助けを求めることに対して「負い目」を感じることのないようなかかわりこそが求められている。患者は医師や看護師と普段と変わらないような雰囲気の中で普通の会話ができることを望んでいる。しかし、医療現場は非日常の場所である。だからこそ、医療者には、患者が医療の場に自分の日常を持ち込むことができるような配慮が求められているのである。これまでの医療の常識にとらわれない、斬新な発想をもって患者と誠実に向き合うことが今後の課題であろう。

2 ペアレンタリズム

　ペアレンタリズム（Parentalism）とは、患者が医師や看護師からあたかも子どもであるかのように扱われ、医師や看護師はあたかも親の権威と配慮を持っているかのように振る舞うことである。この用語は、先に述べたパターナリズム（コラム1）（p.25）と類似している概念である。医師・看護師は親と同じように、患者に頼まれなくても、その患者のために行動していることを主張する。その根底には、患者は子どものように、何が自身の利益になるかということを正確に理解する能力が不足しているという考えがある。こうした、ペアレンタリズム的態度は、その動機がたとえ善であったとしても、人格をもつ者として扱われるべき大人の権利を侵害するものであり、自尊心を深く傷つけることになる。では、なぜ医療者は親が子どもにかかわるように患者とかかわってしまうのだろうか。それは、医療者が患者を治療・ケアを必要としている存在であり、自分とは同等ではない、子どものように保護すべき、弱い人として捉えているからであろう。しかも、そのことを当然のこととしているために、親のように振る舞っている自分を意識したり、振る舞いについて振り返ることは稀である。その例として、倫理問

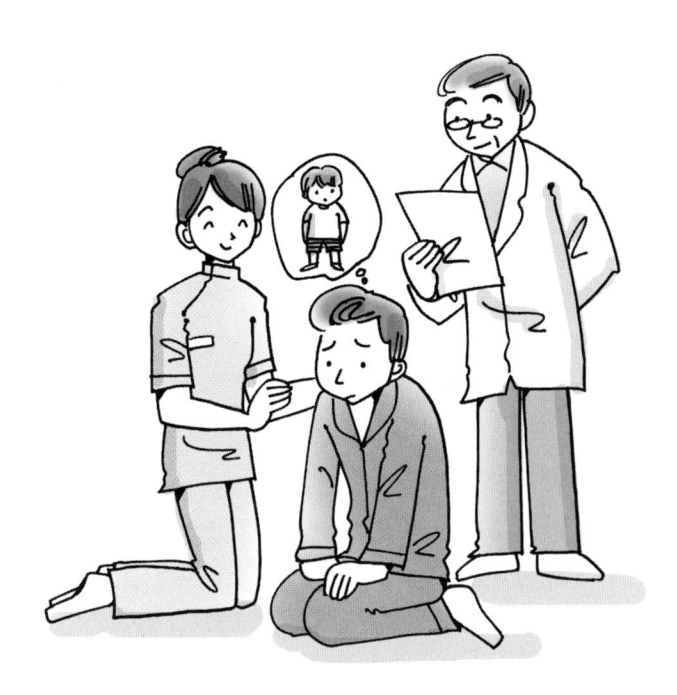

題を検討する際になって、初めて患者の意向を確認できていないことに気づくことがある。患者中心、患者の利益という言葉を繰り返す割には、患者自身がどのような価値、信念、人生の計画、希望、好みをもっているのかを正確に理解していないことがある。

　さらには、患者が自身の意思を示している場合であっても、医師・看護師としての立場から「私はこうした方があなたのためによいと思う」といったように、医療者の意思を優先しようとする傾向がある。こうした医療者の振る舞いは行為の根拠に「善行の原則」があり、患者の利益になっていると信じているところからきていると思われる。その結果、医療者は自分と患者の価値観はどこが共通し、どこが異なっているのかということを理性的に反省することをスキップしてしまうことがある。特に、看護師は医療職者のなかでは患者と共にいる時間が長いために、患者のことを「わかっている」と錯覚したり、「患者のため」の善行と思いこんでしまうことがある。

では、ペアレンタリズムは、医療のなかで正当化されることはないのか。ベンジャミンら（Benjamin, M., & Curtis, J., 1995, pp.10-11）は、ペアレンタリズムが正当化される条件として、
① 自律性条件：その人が、その現状で、関係する情報に関して決定的に無知であるか、理性的に反省する能力が著しく損なわれている
② 被害条件：その人が、もし干渉されなければ、著しく害を受けそうである
③ 追認条件：その人が後になっていっそう知識が豊富になり、また理性的反省能力を回復して、干渉の決定に同意して、それを追認するであろうと想定することが合理的である
の3点を挙げている。

　医療者がBad Newsを患者に伝えず嘘をついてしまうことがあるが、その場合も上記の3条件について十分検討されていないことも少なくない。患者が真実を知ったらショックを受けるから、真実を受け止められないからという理由で嘘をつくことがあるが、それはペアレンタリズムを正当化することにはならない。

　患者は医療・ケアを必要としているが、人生そのものを託しているわけではない。患者は看護師とは全く別の人格であることを再認識し、医療者の意見として提案することはよいが患者に嘘をついたり強制することがあってはならない。

Tea Time

「iPatient」に向かうことへの反省

　医療者にとって「聞く力」は重要であるが、実際は「時間がない」「忙しい」という理由から聞くことにエネルギーを注ぐことができず、情報を収集するだけで終わってしまっている現実がある。近年、電子カルテ化が進んでいるが、看護師は目の前にいる現実の患者ではなく、データが蓄積されたiPadやコンピューターのなかの患者に関心を寄せるようになり、「iPatient」（p.68参照）という言葉まで生まれている。観ることは同時に観られることであり、患者は看護師のまなざしが自分に向けられていないことを知っている。

　そんなおり、2012年に発刊された阿川佐和子氏の『聞く力』がベストセラーになった。本書のサブタイトルには、「心をひらく35のヒント」とありその内容は、看護師がコミュニケーション技術を学んだことを思い出させてくれる。特に、以下の見出しは興味深い。

21.　相づちの極意
22.　「オウム返し質問」活用法
23.　初対面のひとへの近づき方
24.　なぐさめの言葉は二秒後に
25.　相手の目を見る
26.　目の高さを忘れる
27.　安易に「わかります」とは言わない

　「25. 相手の目を見る」は次のような書き出しで始まっている。
　「人と会話をするときは、相手の目を見るのが礼儀というものです。いつの頃からか、そんな教育を受けてきた覚えがあります。それゆえ私はずっと、特に礼を尽くすべきお相手の場合や、真剣に話を聞かなければいけない場においては、相手の目をじっと見つめる癖がついていたようです」（pp.176-177）

　アイコンタクトのように、人が人に向き合うときの基本的な礼儀を看護師は忘れてはならないということを改めて考えた一冊である。

阿川佐和子（2012）．聞く力　―心をひらく35のヒント―　文芸春秋

Ⅲ 看護師の道徳的苦悩

「自分の道がある」

道がある　明日から歩く自分の道がある

道がある　ほほえんで待っている道がある

その道は　無数の人のための公道だけれど

歩く靴音は　一人一人　みな違っている

それは　歩く人たちの心にいだく思いが

一人　一人　みな同じではないからだ

歩きつつ耳を澄ますと　道の声が聞こえる

〈キミハ　自分ノ靴音ヲ知ッテイルカネ

今日ノ靴音　少シ乱レテハイナイカネ〉

道がある　明日から歩く自分の道がある

道がある　人の心を読んでしまう道がある

その道を　どんな思いで　毎日歩けるか

明るい靴音で　道に答えなければならない

宮澤章二（2010）．　行為の意味　―青春前期のきみたちに―　ごま書房新社，　p.132.

患者から遠ざかることに疑問やためらいをもたない看護師がいる一方で、多くの看護師は、自身が考える「やりたい看護」と現状のギャップに苦しんでいる。すなわち、看護師の多くは、倫理的感受性が高く、自身が何をなすべきかをわかっているにもかかわらず、そのための行動を選択することが困難な状況に置かれている。また、明らかに間違っているあるいは不適切な行為であることは知っていても、それを選択せざるを得ない状況に陥ることも少なくない。このことは、誠実に患者と向き合い、患者の利益を実現しようとする看護師の道徳心、倫理観を脅かすものであり苦悩することになる。こうした看護師の道徳的苦悩は現代医療における重要な課題である。それは、看護師個人の道徳観や倫理観と組織の一員としての役割や責任との間で生じていることが多い。

1 看護師と医師との関係

　パワーを背景とする道徳的苦悩を経験する看護師の相手は医師である場合が多い。約150年前、ナイチンゲール（Nightingale, F.）はすでに、看護は医学の知識とは全く異なった知識を必要とすることを表明していた。しかし、その後、看護師は十分な教育を受けていなかったこと、社会的地位の低さや政治に影響力をもたなかったことから、医師のコントロールの下で看護を実践する時代が長い間続いた。看護の歴史は女性であることと看護師であることの二重の抑圧を受けてきた歴史がある。現在なお、看護師の役割が医学を支え補助することであるという見方が医療文化の中に根強く残っている。たとえば、次のようなことが医療の現場では繰り返されている。看護師Aは、患者が現在の治療について疑問をもっていることを知り、それを代弁すべきであることはわかっていた。しかし、医師は常に看護師に対して「余計な口出しはしないで、私の指示に従っていればよい」と言うだけで話し合いに参加しようとしなかった。看護師Aは、看護師として為すべきことはわかっているのに、それができない自分を情けなく思い苦悩している。こうしたエピソードは枚挙にいとまがない。

チーム医療は、医療者がお互い対等に連携することで患者中心の医療を実現しようというものである。しかし、現実はチーム医療という言葉が一人歩きしているだけで、本当にそれを実現しようと努力している医療者はどれくらいいるか疑問である。近年、真のチームアプローチの実現に向けて、医療系の学部を複数もっている大学においては、基礎教育の時点から学部を超えた合同教育を行い、それぞれの専門性や価値観に対する理解を深めようとする教育が普及している。

　また、医学基礎教育においても、医学生の医療コミュニケーションの向上を目指して、模擬患者（Simulated Patient：SP）を用いた実践的教育方法が行われるようになった（コラム5）。

2 看護師と上司との関係

　看護師が責任を負う相手は第一義的には患者であるが、組織の一員として果たすべき責任もあり、その間でジレンマを感じ苦悩することも多い。例えば、次のような例がある。看護師Bが所属する病棟では、看護業務を効率的に進めるため

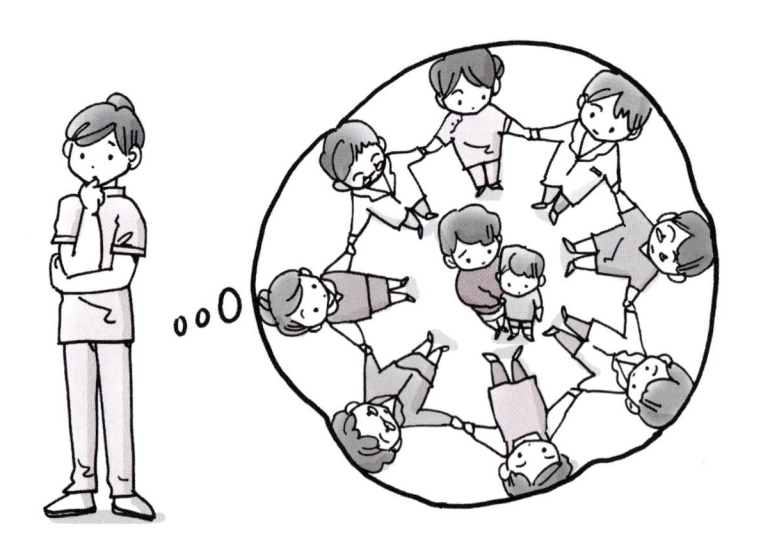

に、患者の安全が少しでも脅かされる場合には、ルーチンのように「拘束しましょう」という言葉が飛び交っていた。それは、患者の自由と尊厳を尊重したいと考える看護師Bの看護観に反することであった。そのため、看護師Bは、病棟カンファレンスで「もっと丁寧に患者さんの状態をアセスメントして拘束しない方法を考えませんか」という意見を出した。しかし、上司からは「患者さんを拘束しなかったら、看護師の時間がどれだけとられると思っているの、あなたはそんな

コラム5　模擬患者（Simulated Patient）

　模擬患者とはSimulated Patientまたは標準模擬患者 Standardized Patient のことであり、通常SPと略されている。SPは、本物の患者のようにシナリオ（息苦しい、難聴等、予めプロフィールが周到に設定されている）にもとづいた役割演技ができるようトレーニングを受けた人のことで、医師を始めとする歯科医師、看護師、薬剤師等々の医療者を対象としたコミュニケーション演習に利用されている。SPは米国で生まれたが、その後、基礎教育の改革を目指す医学教育の中で活用されるようになり、わが国も含め世界中に普及した。SPには、役になりきる、役に応じた一貫性のある反応をする、面接終了後に、医療者役の学生に対して適切に言語化しフィードバックするなどの能力が求められる。

　わが国では、医学教育の中で、臨床能力を測る必要性が叫ばれるようになり、1990年代になると医療コミュニケーションや医療面接の教育に力を注ぐようになった。また、2005年度より患者としっかりと向き合って面接し、丁寧に診察できる医師や歯科医師を育てることを意図して、全国108の医学部や歯学部をもつ大学では、4年生を対象に客観的臨床能力試験（Objective Structured Clinical Examination：OSCE）が行われることになり、その中でSPが利用されるようになった。OSCEで用いられる患者は、標準模擬患者である。

　この教育方法では、SPには医療面接における学生の言葉づかい、態度、表情等から感じた「患者としての気持ち」を学生のモチベーションを高められるように配慮しつつ、よかった点や改善点を踏まえてフィードバックすることが求められる。一方、学生は、SPの気持ちを知ることで、自身のコミュニケーションパターンに気づいたり、反省したりすることで、行動変容への機会にすることができる。

に残業がしたいの？　余計なことは考えなくてもいい」と怒鳴られてしまった。看護師Bは、こんなところではたらいていたら、看護師としてのアイデンティティが崩れると思い辞職した。しかし、看護師Bは、自分は辞職することで現実から逃げることができたけれど、患者はベッドの上で拘束されて逃げることもできないんだという思いが強くなり、辞職した自分を責めていた。看護師は、職業人として社会や患者に対するケアの責任を負うと同時に、組織の一員として上司の意思決定に従うという基本的責任がある。そこの間で対立が生じると苦悩することになる。

3 看護師と組織管理者との関係

　医療における透明性を高めることこそ、今最も国民が求めていることである。しかし、医療の最前線で直接患者とかかわる看護師に倫理観や正義感があったとしても、組織の中では個人の判断だけで行動できるわけではない。看護師Cは、薬剤ミスによる医療事故の真実を知っていたが、組織のトップから上司を介して「このことについては決して他言しないように、それが病院を守ることになる」と命令された。看護師Cは、「真実を語らない」という選択をすべきではないことはわかっていたが、「あなたが余計なことをいうことで病院全体に迷惑がかかることになる」と上司に何度も言われた。看護師Cは、病院の理念には、「患者中心の医療」「誠実な医療」「医療の透明性」を掲げているのに、それが軽視され組織の利益を優先していることに怒りを感じた。

　ICN看護師の倫理綱領では、看護師と協働者の領域の中で「看護師は、個人、家族および地域社会の健康が協働者あるいは他の者によって危険にさらされているときは、それらの人々や地域社会を安全に保護するために適切な措置をとる」としている。また、わが国の「看護者の倫理綱領」では、第6条で「看護者は、対象となる人々への看護が阻害されているときや危険にさらされているときは、人々を保護し安全を確保する」ことを明記している。看護師Cは、こうした看護

師としての倫理観と組織のメンバーとしての責務との間で倫理的ジレンマを経験した。ホイッスル・ブローイング（コラム6）についても検討したが、結果的に真実を語ることはできなかった。看護師Cは、個人的な道徳観からみても、看護

コラム6　ホイッスル・ブローイング（Whistle-blowing）

　ホイッスル・ブローイングは、直訳すれば警笛を鳴らすということであるが、組織における不正行為や不法行為に関してそのことを報告・開示・通報することである。そして、ホイッスル・ブローイングを実行する前提には倫理的ジレンマが存在している。倫理的ジレンマとは、対立する複数の価値がいずれも道徳的に正当化できる、あるいは正当化できない場合に、どれかを選択しなければならない状況の中で経験する価値の葛藤をいう。

　看護師によるホイッスル・ブローイングの前提には、看護師自身の個人的価値観と病院という組織の価値観が衝突する、あるいは病院組織のメンバーとしての責務と看護専門職としての社会に対する責務との間の葛藤がある。

　倫理的ジレンマを乗り越えてホイッスル・ブローイングを実行した場合、それは組織に害を及ぼすことになり、その結果看護師自身も報復を受けることもあるという覚悟が必要となる。学生にもし自分が不正を知っていたり、関与していた場合は、それを報告するか否かを質問すると最初は、正義にもとづいて報告するという者が圧倒的である。しかし、その後、報告あるいは情報を開示することで、組織から部署異動、降格、裏切者といったように制度を脅かす者としての扱いを受ける可能性があることを伝えると、ホイッスル・ブローイングに踏み切るという学生の数は少数になる。その理由を聞くと「自分の生活が大切だから」という回答が返ってくる。

　看護師は、臨床現場ではたらく医療従事者の中で最も数が多く、患者のそばに最も近いところにいて、患者の権利を擁護する役割をもっており、ホイッスル・ブローワーになる可能性は高い。組織の中では、ホイッスル・ブローイングは、最終手段であると思われるが、そのためには開かれた組織、開放的なコミュニケーションが図れる組織づくりが求められる。それでもなお、看護師が倫理的に妥当性のあるホイッスル・ブローイングを実行できるようになるためには、苦悩するホイッスル・ブローワーを保護するシステム（Protection Of Whistle-blowers）の確立が課題となる。

師としての職業倫理からみても、真実を隠蔽することはよいことではないと思ったが、組織には、個人の思いだけでは抗うことができないような目には見えない巨大なパワーがあることを経験した。病院という組織は、いくつもの階層をもつ縦社会であり、人間関係は上下関係が中心で横の連帯感は薄い傾向がある。こうした組織においては、病院の理念やルールといったもの（建前）よりも、権威と権力が集中するトップの意向（本音）が優先されやすい。看護師Cは、患者のケアをしたいと思って看護師になったのに、別の論理で意思決定されていく病院組織の在り方についていけず辞職したが、結果的に真実を隠蔽することに加担した。自分が患者や家族の立場であったら「真実」を明らかにしてほしいと思うであろう。それがわかっているにもかかわらず、それを選択できなかったことについて深く苦悩していた。

　こうしたエピソードを挙げれば枚挙にいとまがない。ということは、その数だけ苦悩している看護師がいるということでもあるが、そのことに対してどのように対処しているのだろうか。苦悩の原因が外的なものだったとしても、患者を守ることができなかった自分を責めて苦しんでいる看護師も少なくない。苦悩する看護師は、独りで悩まずに積極的に専門的助言を求めることが必要であり、そうしたシステムを構築していくことが組織的な課題である。

第3章

看護師が直面する倫理的悩み

- I 患者にとっての最善の選択とは
- II 拘束は誰のために、何のために行うのか
- III インフォームド・コンセントは誰のためのものか
- IV 生体肝移植をめぐって
- V 高齢患者は医療に何を望んでいるのか
- VI 組織内のパワーをめぐって

「きく」

母の手は

菊の花に似ている

固く握りしめ

それでいてやわらかな

母の手は

菊の花に似ている

星野富弘（1982）．　四季抄　風の旅　学研パブリッシング，　p.39.

　看護師は、日々の看護実践を通して、さまざまな倫理的問題に直面し苦悩している。苦悩することはよいこととはいえないが、倫理的感受性が低く問題に無関心な看護師よりはずっとよい。ただし、苦悩するままで終わってはならない。そこで、本章では看護師が悩んだり、苦悩した事例を通してどのような対応が考えられるのかを検討してみたい。ここには、4人の看護師と1人の倫理に関するアドバイザーが登場するが、あなたはどの看護師の意見に近いだろうか。または、もっと別の意見をもっているだろうか。あなたも倫理検討に是非参加してほしい。

　ここで、とりあげる事例は、それぞれ、臨床の現場でよく遭遇するであろう倫理的問題を含んだ事例であるが、この6例の対応が考えられれば問題が解決できるほど単純ではない。事情が複雑であったり、解決が困難な事例も少なくない。しかし、これらの問題を通して「何がおかしいのか」「なぜおかしいといえるのか」「どうすればよかったのか」をともに考えることで、今後の倫理的問題を検討する際のヒントになるであろう。

登場する看護師のプロフィールは次のとおりである。

・倫子（みちこ）さん：臨床経験12年目、夫、子ども2人（長女5歳、長男3歳）
・正子（まさこ）さん：臨床経験8年目、夫、子ども1人（長女2歳）
・善幸（よしゆき）さん：臨床経験5年目、独身
・理子（さとこ）さん：臨床経験3年目、独身

まず、倫理的論点を明らかにした上で、それをもとに4人の看護師が事例に対する意見を述べた後、アドバイザーにまとめてもらうことにする。

検討する際、下記の点に注意していただきたい。

① 検討する際に重要と思われる情報の不足はないか。
② 検討の目的の第一は患者の利益である。したがって、話し合う際には、「患者を主語にして話す」ことを心がける。
③ 倫理的問題について自分の考えを言語化することで、自身の価値観を意識するとともに、他者の価値観との調整を試みる。

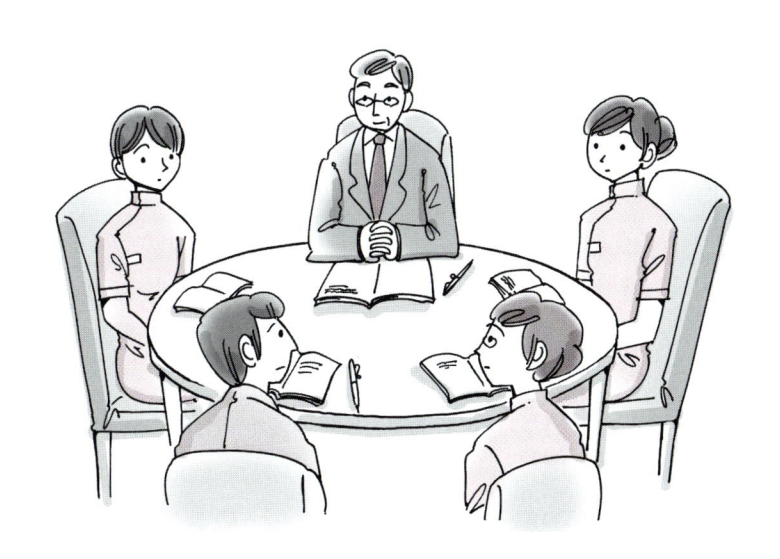

I 患者にとっての最善の選択とは

　倫理の基本が人間の尊厳を守ることであるならば、看護師にとって最も苦悩する倫理的問題となるのは患者の尊厳が傷つくことであろう。看護の対象は看護を必要とするすべての人々である。末期がん患者の看護をする上では、その家族もまたケアを求めていることを看護師は知っている。しかしながら、日々の業務に追われていると、ケアしたいと思っていても深く、そしてタイムリーにかかわれないことのほうが多く、そのことに後ろめたさを感じることもある。ここで検討する課題は、末期がん患者が「先に死んでいく自分が、わが子とどう向き合うことが最善の選択といえるのか」ということについてである。

事例 1　末期がん患者と子どもの面会に関する問題

　春子さんは 36 歳、末期の肝臓がん患者で、会社員の夫（37 歳）と小学校に入学したばかりの女の子（6 歳）がいる。春子さんは、ミセス向けの女性雑誌のモデルをしていたが 1 年前に肝臓がんとわかり、入退院を繰り返しながら可能な範囲で仕事を継続していた。しかし、今回は、意識ははっきりしているものの、腹水が貯留し、黄疸もみられ、倦怠感も強く厳しい状況での入院となった。腹水による体重増加はあるものの、頬はこけていた。

　春子さんは、入院した翌日、病棟看護師に次のように話した。「私は、もうそれほど長くは生きられないと思います。家では、特に娘の前では何とか元気な母親、きれいな母親でいられるように努力してきました。ですから、娘にはこれからの、私は見せたくありません。娘の思い出の中に残る私はきれいなままでいたいのです。意識がはっきりしなくなったり、顔が浮腫んだり、土色になっていく私を娘の記憶に残したくないのです。ですから、娘に会うのは昨日が最後だと決めて、『よくなってお家に帰るまでいい子で待っていて』と話しました。娘は、『いくつ寝たら帰ってくるの？　ママに会いたい』と言っていましたが……娘の世話は、私の実家が近いので母に頼んでいます。看護師さん、だから娘が訪ねてきても私は会いませんので、そのようにお願いし

ます」と涙を流しながら頭を下げた。その後、夫から娘が「ママに会いたい」といっているが、「ママも頑張っているから、お家に帰ってくるまでいい子にしていよう」と言ってなだめているものの、最近は元気がないという情報があった。

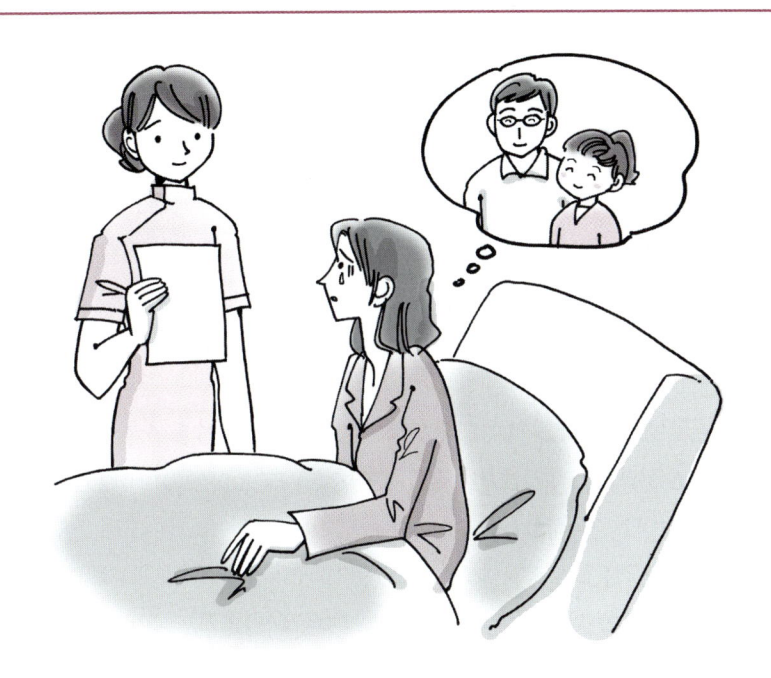

　病棟の看護師は、春子さんの意向を大切にしたいという思いもあったが、果たしてそれが春子さんの本音なのだろうか、娘にとっても母親と会わないことが最善の選択だろうかと悩んでいた。4分割法で情報を整理すると「患者の意向」と「周囲の状況」の間で問題が生じていることがわかった。
　4人の看護師は、この事例で下記の3点をもとに話し合った。

倫理的論点
❶ 娘に会うかどうかを決める権利は誰にあるのか
❷ 春子さんが娘に会うこと、会わないことで考えられる利益と不利益は何か

❸ 娘が春子さんに会うこと、会わないことで考えられる利益と不利益は何か

倫子さん：私も同じような年齢の子どもがいるので、看護師である前に一人の母親としての立場に立って考えてしまうのですが、子どもの記憶に母親としての自分がどんなふうに残るのかはとても気になると思いますね。特に、春子さんのように子どもにきれいな母親のイメージがインプットされているとしたら、身体的な外観が変わっていく姿を見せたくないという気持ちもわかります。母親としては、娘に会いたいと思う気持ちは強いでしょう。それでも会わないという選択をするというのは本当に辛いと思いますが、子どもの気持ちも大切ですから悩みますね。

理子さん：そうですね。でも、私は子どもが母親である春子さんに会いたいという気持ちがよくわかります。どんな姿であっても自分の母親ですから……。ただ、自分の今の年齢と春子さんの子どもさんの年齢はだいぶ違うので判断するのは難しいですね。まずは、春子さんやご主人、子どもさんの気持ちをもう少し聞いて看護師として何かできることがないか考えたいですね。

正子さん：難しいですね。こうしたケースは、前にも何度か経験したことはあります。夜間、40歳男性の患者さんがICUに外傷で入ってこられました。その情報を聞いて、家族である妻と小学生の女の子2人が面会に来ました。患者さんには意識がなかったので、子どもに会うかどうかの意思決定はできなかったのですが、母親が、「もしものことがあってはいけないので、どんな状況であってもいいので子どもにも会わせてください」と強く望みました。夜勤の担当看護師は、経験3年目だったのですが、ICUでは子どもを患者に面会させるときには慎重に判断するということを知っていました。それでも、看護師は母親の強い希望と子どもには父親に会う権利があるんじゃないかと考えて、面会させることを選びました。ところが、面会した時、子どもは「私のお父さんじゃな

い」と言って泣き出したんです。翌日、子どもに会わせたことは軽率だったのではないかと看護師の間で問題になりましたが、結論は出ませんでした。結局、その患者さんは亡くなられました。後日、亡くなった患者さんの妻から「あの時、子どもは泣き出しましたが、後で少し落ち着いてから、『お父さんは、最後まで生きようと頑張っていたのよ』、と話したら大きくうなずいていました。私は、父親に会わせてもらってよかったと思っています」と言われました。患者さんにはそれぞれの人生があって、価値観も家族内の役割や関係性も違いますから、一律に病院や病棟がつくったルールで判断することはできないと思いますね。

善幸さん：本当に難しいですね。僕は、患者さんが自分の家族に会うか会わないかを決めるのはその人自身であると思いますが……自己決定権があるのは患者さんですから。僕が知っている事例ですが、長期入院している患者さんから一泊でも二泊でもいいから自宅に帰りたい、子どもに父親との思い出をつくってやれるように協力してほしいと相談されたことがありました。その時は、主治医も含めて皆で話し合って、患者さんが自宅に戻れるように調整して、家族の時間をもってもらうことができました。子どもはその時のことを「僕のお父さん」という題で作文を書いたようです。それは、その子どもにとって大切な宝になったと、患者さんが亡くなられたあとに奥さんから感謝の言葉をいただきました。患者さんが子どもに会うか会わないかのどちらを選択するにしても、何らかの身体的心理的影響はあると思います。ですから、患者さんが意思決定をするまでの過程に僕たち看護師は根気強くつきあうことが大切なんじゃないかと思います。誰でも、迷わずストレートに結論を出せるわけではないと思いますから。

アドバイザー：春子さんが子どもに会う、会わない、どちらを選択したとしても基本的に、医療者は春子さんの意思を尊重することが大切です。しかしながら、現時点の情報だけでは、春子さんが子どもに会わないということを選択す

ることが最善かどうかはわかりません。もう少し、春子さんと夫、そして子どもの間で正直なコミュニケーションを図る必要があるように思います。相手のことをおもんぱかってそれぞれの思いが相手に届かず行き詰っていることも考えられます。家族だからこそ、自分の気持ちを正直に伝えられないこともあるかもしれません。春子さんや夫、子どもが互いに向き合えるように、看護師にはそれぞれの思いをつなぐ役割を引き受けることも必要だと思います。また、最終的に春子さんが直接子どもに会わないとしても、母と子の絆が断ち切れないような方法を一緒に考えていくことも、春子さんや子どもへの支援になるかもしれません。看護師は、どうしても自分の経験に引き寄せて考えてしまいがちですが、自身の家族観、価値観を押しつけることのないように注意することが大切です。そのためにも、こうした問題については、患者と家族の意向を丁寧に確認し尊重した上で、納得のいく方向に向かえるよう努力する必要があると思います。

倫理的論点のまとめ

① **娘に会うかどうかを決める権利は誰にあるのか**
子どもに会うかどうかを決める権利は原則的に母親である春子さん本人にある。しかし、春子さん自身の真意、子どもの母親に会いたい気持ち、父親や実家の家族も含めて周囲はどのように考えているのか、といったことも考慮してかかわる必要がある。

② **春子さんが娘に会うこと、会わないことで考えられる利益と不利益は何か**
春子さんが子どもに会わないことを選択している理由は、自分のためというより、残される子どものことを考えてのことである。春子さんは残り少ない時間の中で、子どもに会えるのは嬉しいことであろう。しかし、子どもに会うということは、病気で変わってしまった自分の姿を記憶に残すことにつながる。春子さんは、それは子どもにとってよい思い出とならないという価値観にもとづいて判断しており、会わない選択をすることで娘の思い出の中の自分はきれいな母親のままでいたいと考えている。

❸ 娘が春子さんに会うこと、会わないことで考えられる利益と不利益は何か

子どもは、単純に母親である春子さんに会うことを望んでいるだろう。しかし、春子さんに会い続けることで、病気で変わってしまった母親のイメージは健康な時のものとは塗り替えられるかもしれない。それを春子さんは心配しているが、子どもが成長した時にどのように意味づけするかはわからない。父親がどのように子どもに話をするかということも大きく影響してくるのではないか。子どもの立場からすると、会わないことは、残り少ない時間に母親との最後の思い出をつくる機会を奪われることにつながる。

II 拘束は誰のために、何のために行うのか

　忙しい現場では、一人の患者に手がかかるとその日の業務が滞ったり、ほかの患者に迷惑がかかるということを理由に仕事の効率性が優先されることがある。また、医療安全のためという理由で患者の自由が制限されることがある。

　ここでは、多くの看護師が葛藤している患者の拘束（**コラム7**）（p.109）にかんする倫理的問題について考えてみる。

事例2　患者の尊厳と安全に関する問題

　正雄さんは、42歳の男性、脳腫瘍の術後で意識レベルは、JCS I—2であった。栄養は経管で注入し、排泄はおむつを使用していた。不穏状態にある正雄さんは、チューブを抜こうとする行動がみられたため、新人看護師の愛子さんは、10年目の先輩看護師に報告した。その先輩看護師は、病棟カンファレンスを開き、その場で「正雄さんはフィーディングチューブを抜こうとする行動がみられますので、安全のために医師に報告して拘束したいと思います」と発言した。愛子さんは驚いた。なぜなら、先輩看護師に報告したことで解決方法を検討してくれると思っていたからである。そのためのカンファレンスだと思っていたら話し合うこともなくすぐに拘束する案が出たこと、それに対してほかの先輩看護師から何も反論が出なかったことである。愛子さん自身も、カンファレンスの場では何も言えなかったが、終わったあとに報告した先輩看護師に「できるだけ拘束しないですむ方法を考える方が先ではないのでしょうか」と聞いた。それに対して、先輩看護師から返ってきたのは「拘束しないで何かあったらあなた責任とれるの？　患者は正雄さんだけじゃないんだから、それよりあなたもほかの看護師に迷惑かけないように早く仕事を覚えてちょうだい」という言葉であった。その後、先輩看護師から相談を受けた医師は、拘束が必要と判断し、正雄さんの妻に対して、「安全のために拘束することが必要です」と簡単な説明をした。妻は、「わかりました」と答えたが、拘束を強く嫌がる正雄さんを見て、悲しそうな表情をみせた。

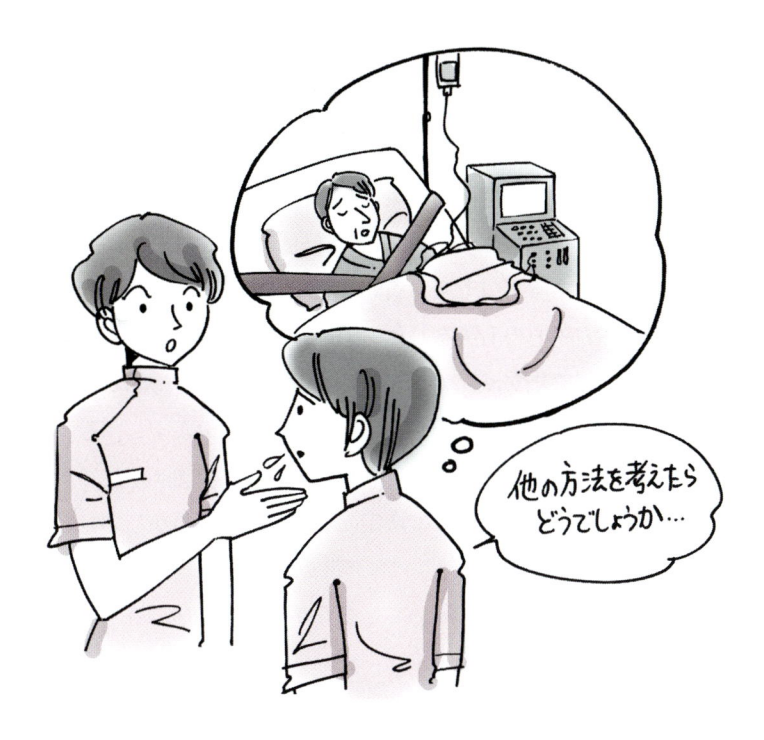

看護師の愛子さんは、先輩看護師が選択した拘束という方法は、本当に正雄さんにとっての最善の解決策なのかと疑問に思い、「これって看護なの、看護って何？」と悩んでいた。
　4人の看護師は、この事例で下記の3点をもとに話し合った。

> **倫理的論点**
> ❶ 拘束は正当化（切迫性、非代替性、一時性）できるか
> ❷ 正雄さんの人としての尊厳は守られているか
> ❸ 看護師は、看護の責任を果たしているか

善幸さん：拘束は正雄さんの尊厳を傷つけることですが、先輩看護師にその意識がないこと、つまりは倫理的感受性が低いことが大きな問題だと思います。

拘束する必要性の判断も切迫性があるとはいいきれないですし、代替可能性の検討もされていません。正雄さんや妻への説明も十分ではないですね。愛子さんの病棟は拘束以外のことでも同じような意思決定がされている可能性がありますね。チューブを抜く→危険→拘束→安全確保といった単純な図式で結論を出されると、正雄さんの苦痛、人としての尊厳は置き去りにされてしまいます。解決策を見出そうとするプロセスが省略されていることが一番の問題かもしれません。本来、患者中心の看護をしたいと思う気持ちが解決策を生み出していく原動力になると思いますが、カンファレンスでオープンに話し合うことのできない病棟の雰囲気が看護の質を表しているように思いますし、それが最大の問題ではないでしょうか。病棟でパワーをもっている看護師が及ぼす影響は大きいですね。愛子さんも、今はこの決定のプロセスは「おかしい」と思っているけど、こうしたことが続けば、いつの間にか慣れてしまうかもしれないし、そうでなければ耐えられなくて辞めてしまうかもしれません。

正子さん：本当にそうですね。だけど、業務に追われていると「忙しいから仕方がない」「とりあえず拘束しておけば安全は守られる」といった思いになることもあると思います。そのようなときは、患者のことを第1に考えているというより、看護師の都合を優先させていることのほうが多いように思います。最初は、これでいいのかと思っていてもだんだん拘束することに対して後ろめたさも感じなくなって、何とも思わないようになっていくのでしょうね。そういう看護師が病棟の中で増えていくと、そこで行われていることは、もはや看護とはいえなくなってしまうと思います。なぜなら、看護は患者第一主義であるべきだと思うからです。正雄さんのカンファレンスに師長や主任といった病棟の責任者が参加しているかどうかわかりませんが、そうした人たちの看護に対する哲学が病棟の雰囲気に大きな影響を及ぼしますから重要です。私も、若いスタッフから、愛子さんが先輩看護師から言われたような内容を師長や主任に言われたことがあり「本当にショックだった」という話を聞いたことがあります。私は、今年で経験8年目ですが、私たち中堅が本当に看護とは何かを若い

人に伝えられるように倫理モデルにならないといけないことをこの事例から改めて考えさせられました。意識して仕事をしたいと思います。

理子さん：新人看護師の愛子さんの気持ちはよくわかります。私も今臨床3年目ですが、最近になって、ようやくカンファレンスで自分の意見を言えるようになってきました。正雄さんはフィーディングチューブを抜こうとする行動があるという情報だけで先輩看護師は拘束することを提案していますが、他に代替可能な方法がないのか検討したほうがよいと思います。正雄さんの意識レベルも含めて、適切な判断が必要です。しかし、愛子さんのように1年目には、周りの先輩が何も発言していないカンファレンスで「拘束以外に何か方法はないのでしょうか」と言うのはとても難しいですね。それでも愛子さんは、カンファレンスが終わった後で、先輩に直接自分の疑問を質問に変えて伝えることができているのはよいと思います。それに対して、先輩から「拘束しないで何かあったらあなた責任とれるの？　患者は正雄さんだけじゃないんだから、それよりあなたも他の看護師に迷惑かけないように早く仕事を覚えてちょうだい」と言われたら、それ以上は、何も返せなくなると思います。先輩看護師のこうした言葉が、新人看護師を傷つけたり、追い詰めていくことになるのではないかと思います。

倫子さん：正雄さんの場合、本当に経管栄養でなければだめなのかをデータをもとに医師と話し合うことも必要かと思います。仮に、経管栄養しかなくて、拘束しか方法がなかったとしても、正雄さんにどのように説明するかで反応も変わってくるかもしれません。正雄さんやご家族に対して、看護師や医師がどこまで誠実に向き合っているのかが、あまり伝わってこないですね。拘束して患者さんの状態がよくなることはなく、弊害のほうが大きいですよね。自分の意思に反して行動を制限されるというのは尊厳が深く傷つくことです。でも、看護師はいつの間にか患者の立場からではなく、看護師の業務として捉えるようになり、そのことに慣れてしまう。安易な拘束は、一時的には「安全が確保

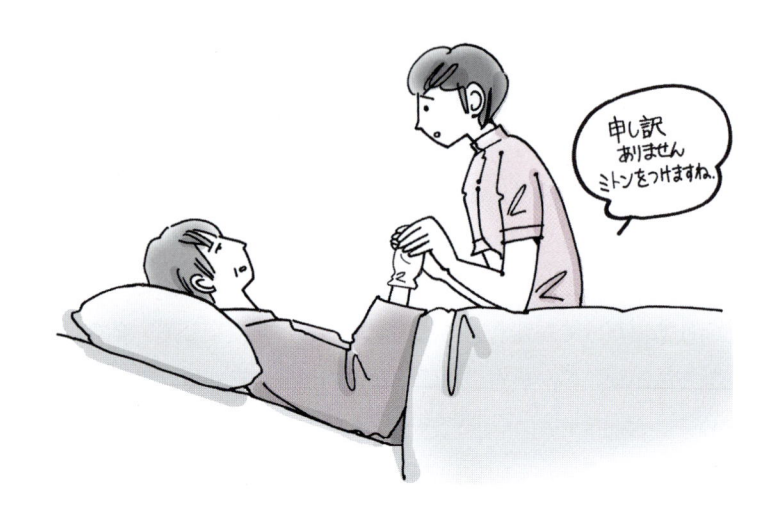

できた」「一人にかかる時間が少なくなった」と思えるかもしれませんが、患者にとっても看護師にとっても得られるものはなく悪循環を生むだけですね。それでも、どうしても治療上必要なときもありますが……以前、やむを得ず拘束していた患者さんに対して、経験2年目の看護師は、毎回「申し訳ありません」といって手を縛ることやミトンをつけてもらうことの必要性を患者さんの手をさすりながら説明していました。不思議なことにその看護師が丁寧に説明すると、患者さんは自分からミトンに手を出すこともありました。2年目の看護師に看護の大切さを教えてもらいましたね。愛子さんの問いかけは本当に貴重なものであったのに、それを潰してしまった先輩看護師の罪は深いと思います。

アドバイザー：拘束は看護師が、日常的に遭遇する倫理的問題の一つであり、悩みは深いと思います。それは、患者が「何を望んでいるか」を考え、その呼びかけに応えたいのに応えることができない故の悩みだと思います。一方、愛子さんの先輩看護師のように、拘束することに迷いや悩みがない場合、それは看護の本質的な問題に発展していく危険性があります。自分の行動を制限されることは、自由を奪われることであり、人間の尊厳にかかわる極めて重要な問題です。不穏状態の患者が求めているのは、コンフォート（安心・安楽・癒し）

であり、拘束は逆に不安を助長することにつながるでしょう。臨床現場は患者・家族にとっては非日常であり、看護師が「当たり前」だと思って行っていることを今一度、患者・家族の立場から見直す必要があります。「もし自分が患者の立場だったら拘束されることを受け入れるか、それともほかに対策がないか考えてほしいと思うか」と問うことが大切です。そういう問いかけができなくなった状態であれば、すでに仕事を「ルーチン化」してしまい、倫理的感受性は低下していることになります。看護師が行っているから「看護」なのではなく、「看護」を行っている人を看護師と呼ぶのではないでしょうか。故に、「看護とは何か」という自分なりの哲学・信念をしっかりもつことが重要となります。

　病棟看護師が皆、拘束は最終手段として捉えるという認識をもち、チームでその患者にあった解決策に取り組むことが大切です。看護師は、拘束に対してストレスを感じても、自分一人で悩む傾向があり、カンファレンス等で積極的に話し合うことができていませんが、医師・薬剤師・栄養士・理学療法士などを巻き込んだチームで話し合うことは必要です。その際、看護師は患者の最も身近にいる者として、「正雄さんは〜ことを望んでいる」「家族からこういう情報があり、こういう協力が得られる」といったように、患者や家族を主語にして発言することで、建設的な意見が出てきやすいと思います。組織はパワーで動いているところがありますが、看護師が責任をもつべき相手は患者であって、医師でも病院でも先輩看護師でもありません。したがって、問題に立ち向かうためには、一人で戦略なしに挑むのではなく、同じ考えをもつ仲間をみつけてパワーに立ち向かうことも必要です。離職する看護師の決まり文句の一つに「やりたい看護ができないから」ということがいわれますが、まずは仲間をみつけて取り組んでみましょう。倫理的看護の実践に求められているのは、「患者の利益」のためには一歩もひかないという確固たる意志であり、看護師の都合ではないはずです。現在、拘束にかんする法律として、精神科領域には、精神保健及び精神障害者福祉に関する法律（昭和25年法律第123号）が、介護老人保健施設には、介護保険法（平成9年法律第123号）に基づく、介護老人保健

施設の人員、施設及び設備並びに運営に関する基準（平成10年厚生省令第40号）があります。正雄さんが入院している一般病棟には法令はないですが、拘束はどのような領域であれ、人間としての尊厳を傷つけるものであることから、拘束の問題にかんする取組みや研究が数多く行われています。また、厚生労働省から公表されている、「身体拘束ゼロへの手引き」も含めて、話し合う際に解決のヒントになるデータはないかアップデートされた情報を調べることが必要です。

倫理的論点のまとめ

❶ 拘束は正当化できるか

拘束は最終手段としての選択か、ほかに危険を回避できる方法はないのか。拘束の必要要件である緊急性、非代替性にかんする十分なアセスメントが行われておらず、看護師側の都合を優先させた結論であると思われる。故に、現時点の情報だけでは拘束することが正雄さんにとっての最善の方法とはいえない。

❷ 正雄さんは人としての尊厳が守られているか

尊厳は、人間であるという一点において認められるべきものであり、不穏状態であるから安易に拘束してもよいというものではなく、正雄さんの尊厳を傷つけている。

❸ 看護師は、看護の責任を果たしているか

正雄さんや妻への説明が十分に行われておらず、また代替方法についても検討されていない。看護師と患者・家族に対する誠実なかかわりがされているのか疑問であり、看護の責任を十分に果たしているとはいえない。

コラム7　身体拘束について

　精神科領域および介護老人保健施設には身体拘束に関する法的規制がある。
精神科領域：精神保健及び精神障害者福祉に関する法律の第36条第3項の規定に基づく厚生大臣が定める行動の制限及び第37条第1項の規定に基づく厚生労働大臣が定める基準の中で入院患者の行動制限について、次のように規定されている。「身体的拘束」とは、入院中の患者に対して、自殺企図または自傷行為が著しく切迫している場合、多動または不穏のために放置すれば患者の生命にまで危険が及ぶ恐れがある場合に限定して、精神保健指定医が必要と認める場合でなければ行うことができない行動の制限である。
介護老人保健施設：介護保険法に基づく介護老人保健施設の人員、施設及び設備並びに運営に関する基準で、次のように定められている。「サービスの提供に当たっては、当該入所者又は他の入所者等の生命又は身体を保護するため緊急やむを得ない場合を除き、身体的拘束その他入所者の行動を制限する行為を行ってはならない」ここでいう緊急やむを得ない場合として次の3要件がある。

　①切迫性（利用者本人またはほかの利用者の生命または身体が危険にさらされる可能性が著しく高い場合）、②非代償性（身体拘束以外に代替方法がない場合）、③一時性（身体拘束は一時的なものであること）

　しかし、一般病棟には、身体拘束の法的根拠となるものはないため、精神科や介護現場での法令、または「病院機能評価機構」の評価項目（統合版評価項目Ⅴ6.0）を参考にしているところが多い。身体拘束について、Ⅴ6.0では、次のように明記されている。

5.4.8　安全確保のための身体抑制が適切に行われている
　5.4.8.1　安全確保のための身体抑制の必要性が適切に評価されている
　　　　　①身体抑制の適用基準と実施手順が明確である
　　　　　②必要性が適切に評価されている
　5.4.8.2　身体抑制を実施する際は、十分な説明が行われ、同意が得られている
　　　　　①必要性とリスクなどについて説明がなされている
　　　　　②身体抑制についての同意が得られている
　　　　　③患者・家族の不安を軽減するように説明され、記録されている
　5.4.8.3　身体抑制が確実・安全に実施されている
　　　　　①適用・解除を含め、医師の指示に基づいて実施している
　　　　　②身体抑制中の患者の状態・反応を観察している
　　　　　③抑制の回避・軽減・解除に向けた取り組みがある

III インフォームド・コンセントは誰のためのものか

　患者への説明義務に対する医師や看護師の意識は高くなっているが、いまだ説明にあたっては患者より先に家族に伝えられることがあり、特に、高齢者や未成年者の場合その傾向が強い。さらに、その内容が深刻な Bad News である場合、家族は患者本人に真実を伝えることを躊躇する。その結果、患者に理解能力や判断能力があったとしても自己決定する機会が奪われ、患者の QOL は家族や医療者によって決定されることが起こりうる。ここでは、未成年者に対する IC の問題を取り上げて検討する。

事例3　患者に対するBad Newsの「伝え方」に関する問題

　夏子さんは、17歳、高校生で、両親と兄（大学1年生）の4人家族である。夏子さんは、高校ではテニス部に入り、毎日一生懸命練習していたが、半年くらい前から、咳、発熱があり疲労感が強く、むくみもみられるようになった。母親が心配し病院を受診することを勧め、精査目的で入院した。夏子さんの診断は、縦隔原発杯細胞腫瘍であった。腫瘍マーカーは高値を示し、腫瘍のリンパ節転移・上大静脈へも浸潤しており、抗がん剤や手術といった積極的治療は困難な状況であった。余命は明確にはいえないが、このまま進行すれば半年くらいとみられた。担当医による夏子さんの診断と予後に関する説明は、患者本人より先に両親に対して行われた。夏子さんの母親は、「信じられません。私がもう少し早く病院にくるように言っていれば、何とかなったんでしょうか。私のせいです。だけど、夏子にはこんなむごい結果は話せませんし、話したくないです。どうか、夏子には、本当のことは言わないでください」と泣き叫び混乱していた。父親は、「突然のことで、何も考えられませんが、とにかく夏子には本当のことは話さないでください」と言い、母親を労わる仕草を見せた。医師は、「また、お話しましょう。もし、ほかの病院で診断（セカンドオピニオン）を受けたいようであれば、データは提供しますのでご検討ください」と話した。説明時に同席した看護師は、検査中に夏子さんから、「私は、自分のことは何でも知りたいので、

結果が出たら隠さないで本当のことを教えてください」と言われたことを両親に伝えた。それに対して母親は、「夏子は私たちにも同じことを言っていました。だけど、17歳の子に受け止められるとは思えません。どう伝えるかはこれから考えますから、しばらくはまだ結果が出ていないと言ってください」と答えた。

看護師は、両親の気持ちも理解できるが、夏子さんには本当のことを伝えたほうがよいと思い、どうしたらよいのか悩んでいた。

4人の看護師は、この事例で下記の5点をもとに話し合った。

倫理的論点
1. 両親に先に情報提供したことは正当化できるか
2. 両親の意向は夏子さんの意向より優先されるか
3. 夏子さんの尊厳は守られているか
4. 夏子さんのQOLは今後どうなるか
5. 両親へのケアはどうあったらよいか

理子さん：私が夏子さんの立場だったら本当のことを知りたいという気持ちと希望を持ちたいという思いの間で揺れ動くと思いますね。夏子さんは、看護師に本当のことを知りたいと伝えてはいますが、Bad Newsを知ることへの怖れももっているのではないかと思います。ご両親も、自分たちが受けた衝撃以上のことを夏子さんが受けるだろうし、そうなると夏子さんはそれに耐えられないのではないかという心配から真実を伝えることができないのではないでしょうか。ご両親のつらい気持ちを考えると、どうしたらいいのか……こんな時こそ、医療者がチームで夏子さんだけでなく、ご家族のことも支援していかないといけないんじゃないかとは思いますが……。

倫子さん：医師は、夏子さんが17歳の未成年であることや伝える内容がBad Newsであることから、先にご両親にお話しをしたのだと思います。だけど、

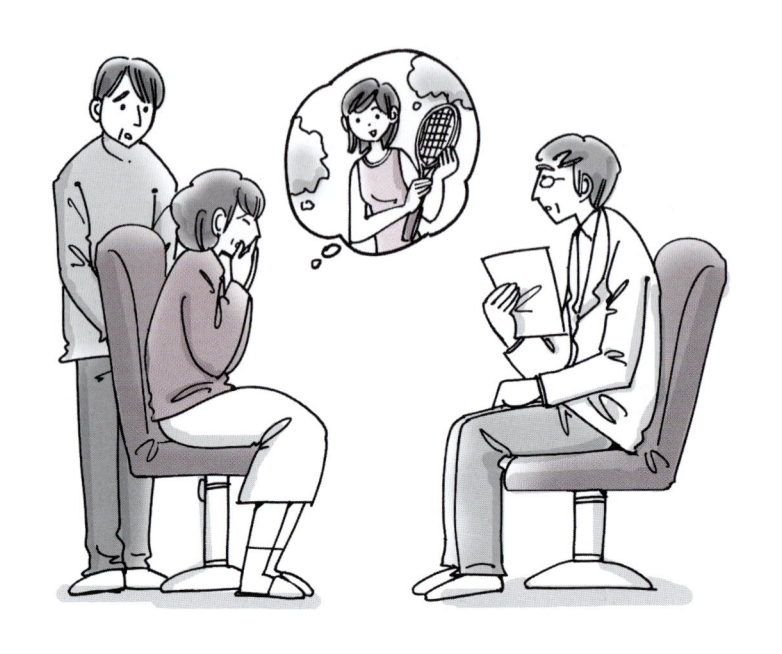

夏子さんは、真実を知りたいという気持ちを明確にしていますし、説明内容を理解して判断する能力は十分あると考えられますので、このままでは倫理的に問題ですね。夏子さんの知る権利が奪われることになると思います。情報を伝えるか、伝えないかではなくて、「伝え方」を話し合う必要があると思います。なぜなら、Bad News を伝える医師や看護師、それを受け止める患者・家族、誰にとっても重い内容でありストレスを感じるものだからです。だからこそ、一人ひとりの事情やその場の状況に合わせて、いかにして伝え、その後の支援をいかに行うかということを話し合うことが大切なのだと思います。夏子さんのご家族も一回だけの説明では、衝撃が大きすぎて気持ちを整理することは難しいと思いますから、何度かお話しする機会をつくって、医療者は信頼関係を深める努力をする必要があると思います。

正子さん：そうですね。夏子さんのご両親のように、子どもに先立たれるかもしれないという Bad News は、耐え難い衝撃だと思います。こういうときこそ、

看護師には、共感的コミュニケーションを用いて夏子さんやご家族を支援することが期待されているのではないでしょうか。ご家族も看護を必要としていると思います。夏子さんのこれからの残された人生をご家族とともに支援していきたいという姿勢を示すところに医療者としての存在意義があると思います。そして、それが患者・家族の生きる力や生きようとする力を支えたり、癒すことにもつながるのではないでしょうか。この事例では、すでに家族に対して説明されてしまっているわけですが、チームで関わるという意味では、事前に検査結果が出たら、誰にどのように伝えるかを医師や看護師の間で話し合っておくことが大切だと思います。看護師は、すでに検査段階で夏子さんの意向を知っていたのですから、そのことを医師に話して「伝え方」について考えておくとよかったのではないでしょうか。

善幸さん：夏子さんの人生の終わりが近づいているのであれば、その期間を病室で過ごすことは、QOLを考えてももったいないことです。夏子さんに本当のことを言わないということは、夏子さんが何を知りたいのか、何をしたいと思っているかという意思を周囲に伝える機会を奪うことになり、尊厳を傷つけることになります。医療者やご家族がショックを恐れて嘘をつくことのほうが、結果的には夏子さんに疎外感を与え、孤独にさせることになってしまうと思います。私も、以前、似たような経験をしたことがあります。患者さんは、15歳の男の子でした。その時は看護師が中心になって、ご家族と医療者の間で短期間に3回話し合う機会をもちました。その時もご家族は、最初は本人に本当のことを話すことを頑なに拒否していたのですが、看護師も医師も「聴く」ことを心がけていたら、少しずつ「胸の内」を明かしてくれるようになりました。ご家族が本当のことを話したくないのには理由があることがわかりました。一つは、真実を話した後の患者さんの気持ちを受け止める自信がなく、どのように接したらよいのかわからない、二つ目は、積極的な治療ができないとなると医師や看護師から見放されて自分たちが孤立するのではないかと思うととても不安、三つ目は、病院から離れたら息子にしたいことがあったとしても

どこまで自分たちだけで支えることができるのかわからない、というものでした。私たちは、その一つひとつについて一緒に解決策を考えて誠実に対応しました。患者さんは退院されて、しばらく家族や学校の友達と一緒に過ごして、最後は入院して病院で亡くなられました。私たち医療者にとっても責任の重いことではありましたが、ご家族から「子どもと短い時間でしたが濃い時間を過ごすことができました。困ったら最後は助けてもらえると思うだけで心強かったです。先生や看護師さんからこんなに支援していただけるとは思っていませんでした。本当にありがとうございました。」という言葉をいただきました。夏子さんの場合も、医療者が覚悟を決めて、ご両親と誠実に向き合うことから始めるといい方向に向えるのではないでしょうか。

アドバイザー：この事例は、Bad News の「伝え方」とともに、患者や家族に寄り添うことの大切さを教えてくれています。人は誰でもいつか必ず死を迎えることを頭ではわかっていても、現実の問題として積極的にあるいは日常的に考えることはしないものです。ましてや、親より先に子どもが死ぬということは、一般的な人間の予測に反することですから、さらに、受け入れがたいことだと

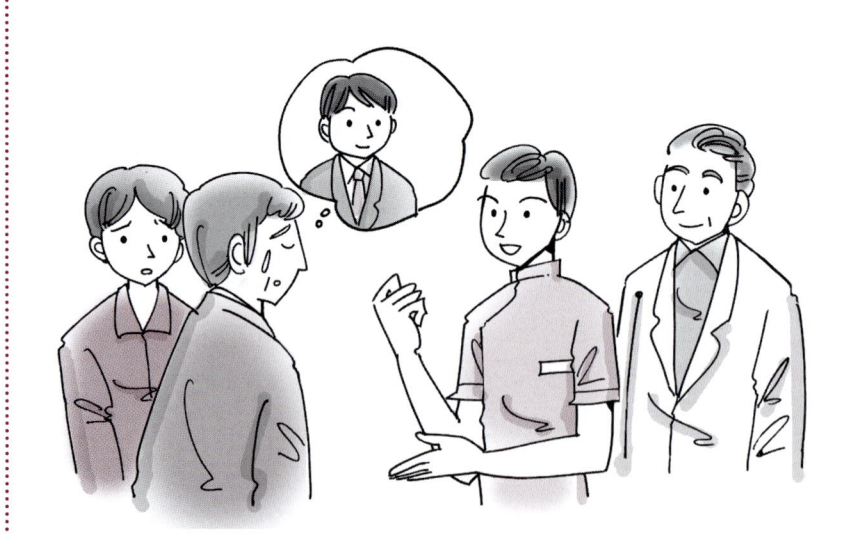

思います。夏子さんのご両親が経験する喪失感ははかりしれないでしょう。

　夏子さんは未成年ですが、理解能力と判断能力がある限り知る権利と自己決定権は保障される必要があります。それは、1981年「患者の権利に関する世界医師会リスボン宣言」で、患者は、十分な説明を受けた後で、治療を受ける権利、あるいは治療を受けることを拒否する権利をもっていることが規定され、さらに、ベニスで開催された1983年の世界医師会総会では、未成年者からもICを得なければならないという指針が加えられたことからも明らかです（星野，1997）。

　ICは、医療者と患者・家族間の正直で誠実なコミュニケーションのプロセスを通して成り立つものですが、Bad Newsを伝えるにあたっては、説明する場所、時間、伝え方などについて十分配慮する必要があります。場所は、静かでプライバシーが確保できるところを選びます。時間は余裕をもって設定します。最も難しいのは「伝え方」ですが、たとえ真実を知りたいと思っていても、Bad Newsを冷たいシャワーのようにストレートに浴びせられることを望んでいる患者や家族はいないと思います。また、医師や看護師にとってもBad Newsを伝えるという仕事は重いものがあります。特に、治療することを使命と考えている医師にとって、17歳の少女に治療の術がないことを伝えることは、敗北を意味することになるかもしれません。そうした思いを抱えながらも、患者や家族の立場に立って説明することで、「患者中心」の医療に近づくことができるのだと思います。Bad Newsを伝えるにあたっては、具体的には次のような配慮が求められます。

・唐突に結論を言うのではなく、説明の前に心の準備ができるような会話や時間をつくる
・医療者対患者・家族という配置にならないように座る
・わかりやすく説明して相手の理解度を確認する
・相手の感情に共感する
・説明した内容に対して考えたり、質問できるように沈黙をつくる
・今後の生活について話し合う

- できることとできないことを伝える
- 積極的治療法がなかったとしても患者を見放すことはない
- 患者と家族を支える等

　医療者に大切なことは、先述した外科医のパレ（Pare, A.）（p.35）の言葉にあるように、治すことができなくても、苦痛を和らげることができなくても、癒すことは誰にでもできるということを信じることだと思います。

倫理的論点のまとめ

❶ **両親に先に情報提供したことは正当化できるか**
正当化できない。夏子さんは、「真実を知りたい」と医療者と家族に伝えていることから、両親と夏子さんが同席しているところで説明したほうがよい。

❷ **両親の意向は夏子さんの意向より優先されるか**
夏子さんは、両親、医療者に対して事実を知りたいという意向を示しており、説明に対する理解力、判断力はあると考えられることから、本人の意向を尊重することが最も重要であり、両親の意向より優先されるべきである。

❸ **夏子さんの尊厳は守られているか**
夏子さんは、現時点では自己決定する機会を奪われていることになり、尊厳は守られていない。

❹ **夏子さんのQOLは今後どうなるか**
時間との戦いがある段階に入っているとすれば、セルフケアレベルは徐々に低下していくことが予測される。できるだけ早く真実を説明し、夏子さんが望む人生の最期を支えていく必要がある。

❺ **両親へのケアはどうあったらよいか**
両親もBad Newsを聞いて混乱していると思われるため、まずは両親の気持ちを受け止めることが重要である。合わせて、夏子さんには知る権利があること、隠したままでは誠実に向き合うことができず悔いが残る可能性が高いことなどを話し、医療者は最期の最期まで夏子さんと両親を見放さないことを保証する。

コラム8　情報社会の進展と倫理

　我々は、好むと好まざるとにかかわらず情報社会のなかで生きていかなければならない。そこで、求められるのが情報を扱う際の倫理でありモラルである。ブログ、SNS、ツイッター、フェイスブック、ラインなどの利便性の高いコミュニケーションツールを誰もが容易に利用することが可能となった。しかし、未だ、それらツールの光と影について十分に理解し、問題に関しては適切に対応できているとはいえない。

　ネットワークを介した情報は瞬時に世界中に広がってしまうという特性がある。一人が発信した情報をほかの多くの人に伝えられることで、救命につながったり災害などの対応に役立つことも多い。それはネット社会の光の部分であろう。しかし、その一方で、何気なくつぶやいた一言が大きな問題に発展することも少なくない。情報が発信者の意図を離れて独り歩きを始めると、他者の人権を傷付けたり、誤解を与えたりする可能性がある。2013年には、官僚、地方議員らがブログやツイッターから発信された情報が大きな問題となったが、看護学生が起こした次の問題も大きな衝撃を与えた。

　看護学生は、5月病理学の授業中に回覧された胃と大腸の一部をスマートフォンで撮影しツイッターに掲載した。6月下旬以降、「こんなことして大丈夫か」などの書き込みが相次ぎ、女子学生は書き込みを削除した。同30日にネットで写真を見たという男性が市に連絡した。事情を聴かれた学生は「(講義の状況を)皆さんに知らせたかった。こんなに大事になると思わなかった」と話した。(2013年7月2日　読売新聞)

　このように、「そんなつもりではなかった」「こんなに大事になると思わなかった」と思っても一旦発した情報は、記録され簡単に削除することはできず、時間を元に戻すこともできないのである。ネットワーク社会においては、画面の向こうにいる他者への配慮を十分に行い、被害を与えないような心がけが求められる。

　情報を発信する際には、小さな情報機器が世界とつながっていることを認識し、発信者としての責任を自覚する必要がある。インターネットを利用する際には次のようなことに心がけたい。

・プライバシーを侵害しない　・他者を誹謗中傷しない　・無断で他者の画像・データなどを使用しない　・差別的な表現を発信しない　・セキュリティチェックを行う　・他者のユーザーIDでログインしない

Ⅳ 生体肝移植をめぐって

　生体肝移植手術は、本来、禁止されている健康な身体にメスをいれ、健康な臓器を取り出すことで成立する医療であり、わが国では1989年に開始され、2010年末には6000例を超えている。移植手術件数にみられるように、諸外国と比べて生体臓器移植が普及している背景には、わが国の死生観、家族観といった文化や国民性が影響しているものと思われる。

　生体肝移植の実施にあたっては、自発的意思にもとづく臓器提供、ドナーの安全性の確保、ドナーの臓器提供後の長期的な健康管理の保証、利益供与や要求の禁止（臓器の移植に関する法律）、ドナーとレシピエントの関係性の規定の遵守など、多くの課題を乗り越える必要がある。

　ここでは、生体肝移植に伴う倫理的問題について検討したい。

事例 4　生体臓器移植におけるドナーの自発性に関する問題

　松彦さんは42歳の男性で、家族は妻と息子（10歳）の3人暮らし、職業は小学校の教師である。松彦さんは、発熱、倦怠感、食欲不振などが続き、体調が悪いことを自覚しながらも仕事が忙しかったため我慢していた。しかし、症状は悪化する一方であったため受診したところ、劇症肝炎と診断され、ICUに入院した。松彦さんの意識は混濁傾向にあり、自分がおかれている状況をどこまで理解しているかは不明であった。医師は、臓器移植が必要であることを松彦さんの妻に説明した。妻は、移植の話に驚いたが、すぐに松彦さんの家族に連絡した。松彦さんには母親と2人（32歳、28歳）の弟がいた。2人の弟のうち、二男は海外に長期出張しており、三男の武彦さんは、隣の県で美容室を営んでいた。松彦さんの母親は、「自分の命に代えても松彦を助けたい」と言っていたが、糖尿病があり、ドナーには適さないと判断された。妻も、高血圧があるため難しい状況であった。母親と妻は、二男は海外に行っており不在のため現実的にドナーになることはできないと考え、三男の武彦さんに連絡した。松彦さんと武彦さんは、幼少のころより性格が合わず、大人になって

からはあまりつきあいがなかった。武彦さんは母親からの電話で、大事な話があるからすぐに病院にきてほしいと言われ、状況が十分理解できないまま病院に行った。病院に到着すると母親は、医師から聞いた松彦さんの病状を説明し、血液型も同じだからドナーになれるかどうか検査を受けてほしいと頼んだ。そばにいた松彦さんの妻も「あなたしかお願いできる方がいないのです。どうか、夫を助けてください。お願いします。」と、泣きながら何度も頭を下げた。武彦さんは、突然の出来事に頭が整理できず、成り行きで検査だけは受けてみるということになった。結果は、ドナーに適合しているということになり、ここからドナー候補者としての武彦さんの苦悩が始まった。武彦さんは、医師からドナーになることで受ける危険性についての説明を受け不安になったこと、一時的であっても仕事を休まないといけないが、同僚に迷惑をかけたくないこと、松彦さんとはそれほどつきあいがないといった理由から、積極的にドナーになりたいという気持ちにはなれなかった。しかし、母に泣いて頼まれたこと、自分しか適合せず時間の猶予がないことから、断れない状況に追い込まれている気がして納得しないままにドナーになることに同意した。

　こうした意思決定の過程を経て武彦さんは、ドナーになるために入院した。手術の前夜、夜勤の看護師に「これまでドナーになった人はどんな思いだったんでしょうか。僕は今まだ独身ですが、結婚を考えている人がいます。ドナーになるという計画は僕の人生にないんです。悪いところがないのにメスを入れることに、まだ納得いかないところがあります。もし、僕に何かあったら誰が責任をとってくれるんでしょうか。いろいろな思いはありますが、でも僕しか助けられる人はいないと言われて断るのは難しいですからね。看護師さんが僕の立場だったら、断れますか？」と尋ねた。

　病棟看護師は、武彦さんは自発的意思で同意して入院してきていると思っていたところ、納得いかないままの同意で精神的ストレスが大きいことがわかり、このまま予定通り手術してもよいのかと悩んだ。
　4人の看護師は、この事例で下記の3点をもとに話し合った。

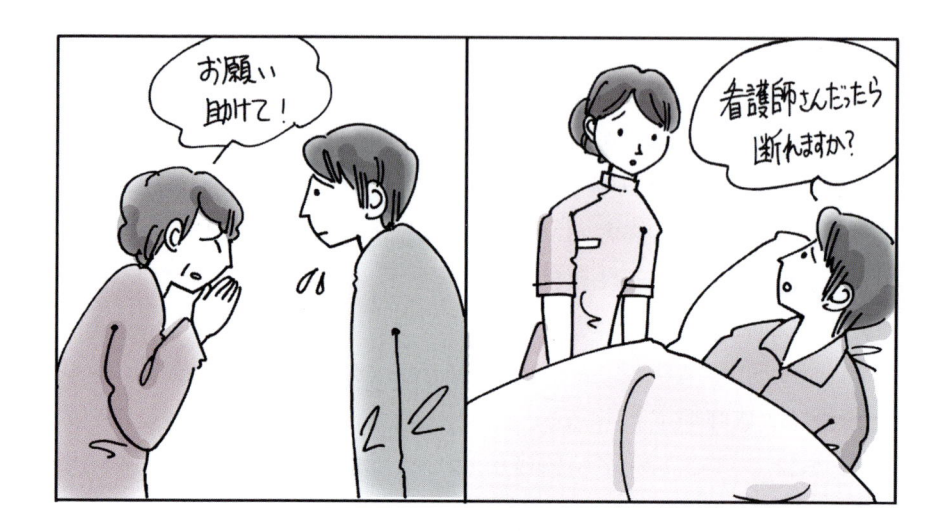

> **倫理的論点**
> ❶ 武彦さんの自由意思は保障されているか
> ❷ 武彦さんが引き受ける「負担」と「責任」は妥当か
> ❸ このまま予定通り移植手術をしてもよいか

善幸さん：看護師としては、移植しか治療の選択肢がない患者さんを診ていると、助かってほしいと思う一方で、ドナーの気持ちは複雑だろうと思い、自分だったらどうするだろうかと考えることはあります。本来、ドナーになる決断は、誰からも強制や圧力をかけられることなく、自発的意思によって行うことが前提ですが、実際は武彦さんのように母や義姉から「あなたしか頼む人がいない、助けてほしい」といった懇願や依頼を圧力と感じることも少なくないと思います。

　純粋にドナーになって兄を助けたいからというより、断ることで家族や世間に対して「負い目」を感じたくないという気持ちのほうが強い場合もあるでしょうね。日本では生体臓器移植が多いですが、その人たちが皆それを自発的意思で行っているかといわれると、そうではないように思います。もちろん、家族

ですから多くの場合は、自分がドナーになることで親や子ども、兄弟、配偶者の命を救うことができることに喜びを感じる人のほうが多いのかもしれませんが……それでも、手術の前日は「私じゃないといけなかったのか」という言葉がドナーから聞かれることもありますね。よくも悪くも家族間の関係性が大きく影響していると思います。松彦さんは、手術を受けたあと、武彦さんがドナーになったことをどのように思うのでしょうかね。以前、今回と似たような事例を経験しましたが、あまり仲のよくなかった兄弟間の移植手術でした。ドナーになった弟さんは「退院後、一度も兄には会っていない、もう関係ない」と言っていました。

正子さん：私は夫や子どものドナーになることには何のためらいもないのですが、自分の親や兄弟となると自分が引き受ける「負担」のほうが「責任」より重く感じるかもしれません。一般の人より、看護師としてドナーが引き受けるリスクもわかるので余計にそう思うのかもしれません。もし、ドナーになって自分に何かあっても夫と子どものためなら後悔しないと思えるのですが、両親や姉の場合だと、自分の家族のことが心配なので迷いが生じるというのが本音です。成功する確率は100％ではないわけですし、重篤な合併症も覚悟しないといけないですから不安は大きいですね。生体腎移植では、結婚している兄弟間で行われる場合、ドナーの配偶者は強い抵抗感や否定感情をもつ人が多く移植に反対する場合が多いという研究がありました（春木, 2008, pp.11 − 12）。武彦さんの場合、まだ結婚はしていませんが、結婚を考えている人がいるということですよね。その方の意見は情報としてないですが、不安は大きいかもしれません。武彦さんも兄のために突如として、自身の人生を変えることになるかもしれないリスクを背負うことになったのですから、納得できないと思う気持ちをもつのも自然だと思います。このまま予定通り手術に臨むのではなくて、武彦さんの意思決定のプロセスは倫理的に問題がなかったのか、再度話し合う時間を設けたほうがよいのではないでしょうか。

倫子さん：移植はドナーの無償の負担と引き換えに成立することですから、やはり自発的意思による決定か否かが大きな問題になると思います。武彦さんの場合、美容室を営んでおり、経営者としての役割を一時的に果たすことができず職場復帰までに2か月近くかかることなどがありますが、何より兄に対して「自分がリスクを冒してでも助けたい」とは思っていないのではないかということが気になります。その場合、手術後の心理的ストレスはとても大きいものになるのでは……。また、武彦さんには、結婚を考えている人がいるということですよね。移植は、複数の家族の間で関係性が揺さぶられる問題だと思います。正子さんの意見にもありましたが、まだ婚姻関係にはなっていないにしても相手の方の意見も考慮する必要があると思います。そのことについては情報がありませんね。臓器提供の意思が自発的なものであるか否かは、医師だけでなく、移植に関与しない第三者による意思確認、精神科医などによるカウンセリングが義務づけられていると思いますが、それに関するデータがないですね。カウンセリングでは、病棟で看護師に話した内容は出てこなかったのかと思うところはありますが……。

理子さん：私の友達の弟さんは、19歳で父親のドナーになりました。医師からは、父親は移植適応ではあるものの、一刻を争う状態ではないので、20歳になってからよく考えた上で結論を出してはどうかと説明があったそうです。でも、友達の弟さんは、「お父さんが身体に無理しながら自分たちを育ててくれたことに感謝しています、20歳になるのを待たなくても、今でもできるのであればドナーになりたい。一日でも早くお父さんに楽になってほしいと思っています」と言ったそうです。最初は、周囲からの圧力があるのではないかと心配されましたが、精神科医との再三の面接で、ドナーに関する情報を理解し、自分で判断できる能力があること、自らの意思でドナーになることを申し出たことが確認できたようです。ただ、武彦さんの場合は、このケースとはだいぶ事情が異なるので、もう一度関係者で話し合う機会をもったほうがよいと思います。

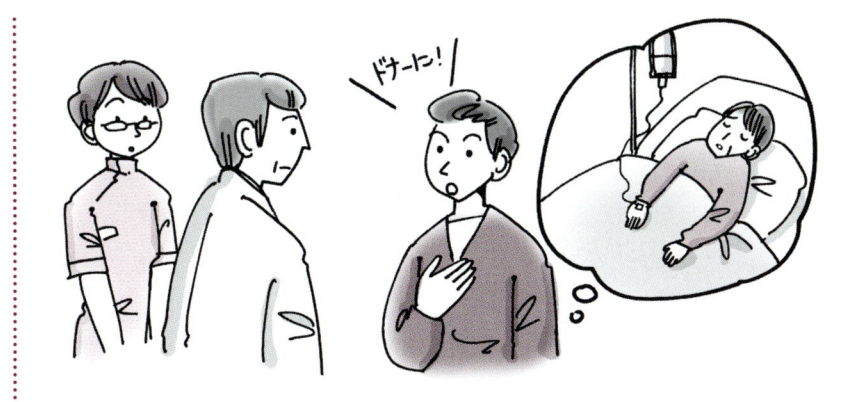

アドバイザー：ドナーは、他者から強制されることなく、正確な移植に関する説明を受け、それを理解した上で自発的な提供の意思を示すことが大前提ですが、現実は武彦さんのような方も少なくないと思います。家族というだけで、無償の負担を引き受けることを求められ、親族間の圧力の中で断りきれずに納得できないまま、手続き上の「自発的な同意」が成立してドナーになってしまうことも考えられます。生体臓器移植には、家族・親族の愛という名のもとに生まれる「責任」と「負担」を誰がどのように負うのかという点で難しい問題があり葛藤が生じます。武彦さんは、移植の問題が起こる前から、レシピエントである兄の松彦さんとの関係がよくなかったということですから、もし二人だけの関係であれば断ることもできたかもしれません。しかし、武彦さんは母親と義姉に泣いて頼まれ、「あなたしかいない」と言われた時から、「責任」と「負担」を一人で引き受けることになってしまっているように思います。

　生体臓器移植には、家族・親族というだけで、医療資源となるために健康な身体にメスを入れ、身体的、経済的・社会的リスクを抱えるという「負担」を負ってでも、果たさなければならない「責任」があるのかという根本的な問いがあると思います。武彦さんのように、不本意なままドナーになることを同意した場合、レシピエントである松彦さんに対して、無意識のうちに敵意や攻撃的感情をもつかもしれません。また、そうした感情を隠して入院した場合、術後合併症をおこすなどのように何かのきっかけでその感情が爆発することも考

えられます。

　生体臓器移植には、医療者には見えていないさまざまな家族の事情や問題があることが考えられます。したがって、自由意思にもとづく臓器提供の申し出なのかどうかについては慎重に対応する必要があります。ドナーが入院する時点で、看護師は患者の思いを改めて確認することも必要かもしれません。それまで「言わなかった」のではなく「言えなかった」ということを想定して、言葉にできない心の声を聴くことに努めることが大切ではないでしょうか。

> **倫理的論点のまとめ**
>
> ❶ 武彦さんの自由意思は保障されているか
> 　一定の手続きは踏まれているかもしれないが、手術前夜の武彦さんの言動から自発的意思によるものという判断は難しい。
>
> ❷ 武彦さんが引き受ける「負担」と「責任」は妥当か
> 　武彦さんは、ドナーになれる可能性はあるがドナーにならなければならないわけではない。武彦さんにとって、兄弟としての責任より一人の人間として引き受ける負担のほうが大きいと感じている可能性があり、現在の選択は妥当とはいえない。
>
> ❸ このまま予定通り移植手術をしてもよいか
> 　このまま手術に臨むことは、武彦さんの気持ちにしこりを残すことになるであろう。今一度、関係者で話し合う必要がある。

コラム9　看護学生と臨地実習

　看護学生は、基礎教育のなかで看護師として必要な価値や信念を自分のなかに取り込み内面化している。すなわち、職業的社会化の時期である。したがって、看護学生がこの時期にどのような経験をするか、とりわけ臨地実習における経験は重要である。

　看護学生が、学内で経験する倫理的問題としては、カンニング、授業の出席に関する不正、パワーハラスメントなどがある。一方、臨地実習においては、直接学生が受ける問題として、学習者としての権利侵害がある。例えば、実習場所で看護師から無視される、邪魔者扱いを受ける、教員からハラスメントを受けるといった問題である。学生にとって臨地実習は、実習病棟、患者、指導者を自分で選ぶことのできないものであり、どのような病棟でどのような指導を受けるかは運まかせである。

　次に、看護学生が臨地実習で経験する倫理的問題で多いのは、医療者ー患者・家族関係であり、インフォームド・コンセントに関するものである。患者より先に家族に情報提供が行われ、家族の意向で患者の治療方針が決定されることへの疑問を多くもっている。また、不適切な医療者の言葉づかいやプライバシーの侵害への疑問、医療者間で情報が共有されていないことから患者が被る不利益に関する疑問などがある。

　しかし、看護学生は、こうした問題状況に遭遇した際、「何か変だ」「これはおかしい」と感じることはできるものの、そのことを正確に言語化することができていない。すなわち、倫理的感受性はあるものの、次の段階である問題への対応ができていないのである。学生に、なぜ倫理的に感じた疑問を言語化しないのか尋ねると、その多くが「学生だから」と答える。その真意は、免許がなく、知識と技術が未熟な自分たちが看護師に対して「おかしい」とは言えないという思いがある。しかし、患者の思いに近い者として看護学生には勇気を出して、疑問を質問に代えてほしいと考えており、それができやすい学習環境を整えていく必要がある。

Ⅴ 高齢患者は医療に何を望んでいるのか

　超高齢社会が進むわが国では、医療サービスを必要とする高齢者の割合も増加する一方であり、意思決定をめぐる問題への関心が高まっている。医療現場において、「自分らしく」存在するためには、患者一人ひとりが自分の生き方、死に方についてよく考え、自らの意思を示す必要がある。自分の意思を明確に示さなければ、家族や医療者といった他者によって、意思決定される可能性が高くなるからである。

　しかしながら、高齢患者の中には、自分の意思を家族や医療者に伝えることに困難を感じている人も少なくない。意識障害や重度の認知症によって伝えることが難しくなるのはもちろんであるが、判断能力がある時でさえもそうである。高齢患者は自分らしさに見合う方法を選択したいと思っても、本音を伝えることで家族に負担や迷惑をかけることになるのではないか、あるいは医療者から見放されてしまうのではないかという遠慮や不安から意思表示することを躊躇するようである。看護師には、高齢患者が人生最後のステージでどのように幕を降ろしたいと思っているのか、その意向を知るための工夫や努力が求められる。

　ここでは、高齢患者の意思にかかわる問題について検討する。

事例5　高齢患者の推定意思に関する問題

　貞子さんは、72歳の女性で、夫は10年前に亡くなっている。子どもはいないが、実の姉妹が3人（68歳、74歳、77歳）おり、皆近くに住んでいることもあり仲がよい。姉妹にはそれぞれ夫や子どもがいるが、貞子さんは姉妹の家族とも仲良くつき合っている。貞子さんは、10年前夫の看病をするために仕事を辞めるまで、30年近く保険の外交員をしていた。人当たりもよく明るい性格の貞子さんは、姉妹の中では中心的存在であった。貞子さんは、元気なころから仕事の話をする中で、「人様のいろんな状況を見ていると、自分の人生の最期をどう迎えるかはしっかり考えておかなくてはと思うわね、がんだったらみつかってもすぐに死ぬことはないと思うけど、交

通事故や脳卒中だと困るわね、自分の意思を伝えられないかもしれないから……だから皆にお願いしておくけど、決して余計なことはしないでね、こうして自分のことが自分でできるならもう少し長生きしたいけど、意識がなかったり、動けない状態でベッドの上でいろんな管に囲まれたりして生きたくないのよ。食べられなくなったら自然にまかせてほしい、あの世に行って、また夫とくらしたいから」と話していた。貞子さんは、姉妹との会話の中でしばしばこのようなことを話していたが、姉妹は「一番元気な貞ちゃんがそんなことをいうなんて早いわよ、そのときになってみないとわからないんだから」と言っていた。

　今回、貞子さんは脳出血を起こした。生命の危機的状況からは脱したが、右半身麻痺と意識障害は残った。医師は、経鼻胃管栄養法で貞子さんの栄養補給を行っていたが呼吸器感染症の疑いがあること、嚥下障害があるため長期的に考えれば胃ろうを造設した方がよいとの判断を家族に説明し、貞子さんの意向を姉妹に確認した。すると姉妹の間で意見が分かれた。妹は、「お姉ちゃんは、管を入れてまで延命したくないっていつも言っていたじゃない、つらいけど自然に任せることをお姉ちゃんは望んでいると思う」と言ったが、姉2人の意見は違っていた。「何を言っているの、貞ちゃんは私たちより若いし、まだ回復しないと決まったわけではないから、できることはすべてしていただきましょう。貞ちゃんだって、今はそう思っているかもしれないじゃない。私たちがあきらめたら駄目よ」と妹を諭すように言った。結局、妹を押しきる形で2人の姉は医師に「できる限りの治療をお願いします。胃ろうもつくってください」と伝えた。

　病棟看護師は、貞子さんの姉2人の意見を尊重して、胃ろうを造設してもよいのだろうかと悩んだ。4人の看護師は、この事例で下記の4点について話し合った。

倫理的論点

1. 姉2人の申出は、貞子さんの意思を代弁しているといえるか
2. 元気な時の貞子さんの意思は現在も有効であろうか

❸ 妹と姉の間で意見が分かれた際、医療者は誰の意見を優先すればよいか
❹ 貞子さんが胃ろうをつくった場合のQOLをどのように考えるか

正子さん：突然の出来事で貞子さんのお姉さんたちは現実を受け入れることに困難を感じているのではないでしょうか。妹さんと意見が異なることも気になります。妹さんのほうが元気なころの貞子さんの意向を尊重した意見のように思えますが、お姉さんたちの意見に押されている感じですね。医療者にはお姉さんたちの意向が伝えられていますが、貞子さんの意思を代弁しているようには思えないですね。

倫子さん：そうですね。貞子さんは、元気なころに一度だけでなくしばしば同じ趣旨の意思を表示していること、自分で意思を表示できなくなった際のことを心配して姉妹に自分の意思を伝えていること、管に囲まれたりして生きたいとは思わない、食べられなくなったら自然にまかせてほしいといっていますね。元気なときに表明した意思ではありますが、尊重してもよいように思います。

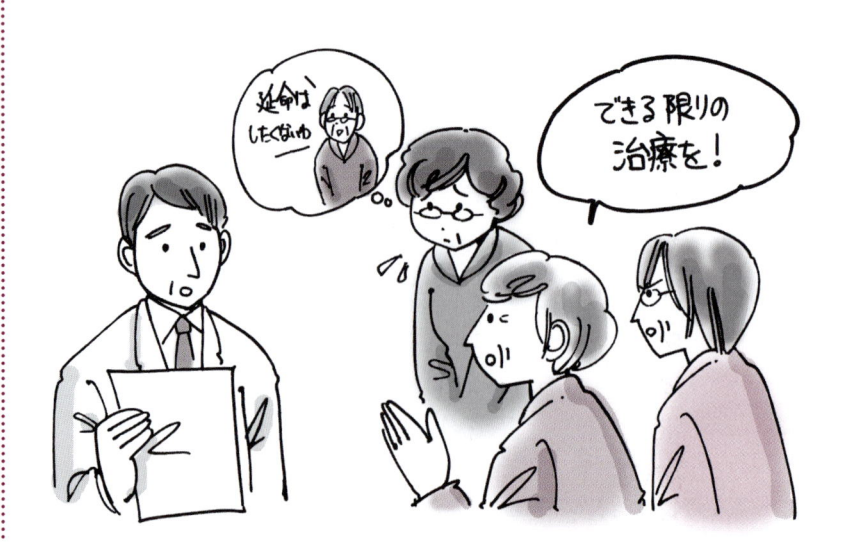

もし胃ろうをつくっても、貞子さんが望むような人生の終わり方ではないのではないでしょうか。一度、造設した胃ろうを回復していないのに外すことは、栄養をそこから摂っているのですから、その決断は今より、難しいでしょう。

理子さん：では、こんなときはどのように家族の意向を調整したらいいのでしょうか。貞子さんが意思表示できないとしたら、家族の意思は2対1でお姉さんたちの意見が強いように思いますが、胃ろう造設という選択は貞子さんが望む幸せの在り方なのでしょうか。QOLの向上になるとはいいにくい状態だと思います。それに、お姉さんたちも、貞子さんに生きていてほしいという気持ちが先行していて、混乱しているのかもしれません。胃ろうをつくるということがどういうことなのか十分理解できていない可能性も考えられますね。このまま、ずっと急性期の病院に入院できるわけではないこと、在宅療養となった場合、一人暮らしだった貞子さんの介護を誰がするのか、療養型病院に転院できたとしても、貞子さんは今のような状態で生きることを望むだろうかということ等、今後のことも含めて丁寧に説明することが必要だと思います。

善幸さん：貞子さんのように本人の意思を推量するしか方法がない場合、誰が貞子さんの意思を最も代弁していると考えられるかということだと思います。今回の場合、貞子さんだったら今どのような選択をするだろうかというその一点で、もう一度貞子さんの姉妹と話す機会をもつ必要があるのではないでしょうか。お姉さんたちは、貞子さんの意思を推し量るというより、まだ自分たちの思いをぶつけている段階のように思います。まずは、お姉さんたちの気持ちを受け止めた上で、今どのような状態にあるのか、胃ろうをつくることを本当に貞子さんは望んでいるのか、今後のQOLを考慮した上で価値の調整をすることが必要ですね。合わせて、姉妹の方々がある程度納得できるような支援も重要だと思います。

アドバイザー：自分の生命がいつ終わるかを知ることができないからこそ、自

分がどのような生き方、死に方をしたいのかその意思を示しておくことは重要です。このような状況は医学的問題というより、その人の人生観、価値観といった倫理的問題であり、そこにかかわる人々が対等な立場で率直に話し合えることこそ最も重要なことだと思います。言い換えれば、一人ひとりの人生の物語の最終章を本人の意思に反して書き換えることのないようにするということです。

　貞子さんの場合、成文化されたものではありませんが、姉妹との会話の中で、かなり具体的に自分の意思を持続的かつ安定的に示しており、その「推定意思」は尊重してよいと思いますので、看護師は、姉と妹間の価値を調整することになります。まずは、現在の貞子さんの状態と胃ろうを造設することがどのようなことを意味するかについて、現物を見せたりケアの仕方を説明したり、今後の療養に関して生じる介護負担の可能性も含めて、具体的なイメージをもってもらうことが必要でしょう。意識がない中で、胃ろうをつけたまま生きることを貞子さんが望んでいるだろうかということや、一度造設したものを外すことは命綱を切ることになるため決断をするのは難しいことであり、結論を出す前に熟慮することの重要性を姉妹に説明する必要があります。

　この問題を検討する際には、日本老年医学会が2012年6月に発表した「高齢者ケアの意思決定プロセスに関するガイドライン—人工的水分・栄養補給の導入を中心として」が参考になると思います（老年医学会編，2012）。本ガイドラインは、人工的水分・栄養補給に関する医学的妥当性を確保するものではなく、本当にそれは患者が望むことなのか、QOLの向上に寄与するものなのかといった倫理的妥当性を検討するために作成されました。その結果、倫理的妥当性のある選択をしたとみなされた場合、その結果について法的に問われるべきではないとも記されています。

　本ガイドライン（p.12）の概要は下記のとおりです。

1. 医療・介護における意思決定プロセス
　　医療・介護・福祉従事者は、患者本人およびその家族や代理人とのコミュニケーションを通して、皆が共に納得できる合意形成とそれに基づく選択・決定

を目指す。
2．いのちについてどう考えるか
　生きていることは良いことであり、多くの場合本人の益になる—このように評価するのは、本人の人生をより豊かにし得る限り、生命はより長く続いたほうが良いからである。医療・介護・福祉従事者は、このような価値観に基づいて、個別事例ごとに、本人の人生をより豊かにすること、少なくともより悪くしないことを目指して、本人のQOLの保持・向上および生命維持のために、どのような介入をする、あるいはしないのがよいかを判断する。
3．AHN（artificial hydration and nutrition）導入に関する意思決定プロセスにおける留意点
　AHN導入および導入後の減量・中止についても、以上の意思決定プロセスおよびいのちの考え方についての指針を基本として考える。ことに次の諸点に配慮する。
① 経口摂取の可能性を適切に評価し、AHN導入の必要性を確認する。
② AHN導入に関する諸選択肢（導入しないことも含む）を、本人の人生にとっての益と害という観点で評価し、目的を明確にしつつ、最善のものを見出す。
③ 本人の人生にとっての最善を達成するという観点で、家族の事情や生活環境についても配慮する。

　貞子さんの場合、4分割法でいうならば、まずは医学的適応の妥当性を確認し、その後はそれが倫理的にも妥当か、すなわち貞子さんに胃ろうを造設することは、QOLの保持・向上につながるのか、最善の選択なのか、周囲の状況としての姉妹の意向やケア負担も含め、関係する人たちができる限り納得できる合意ができるようにコミュニケーションを深める必要があるということだと考えます。

　こうしたことは、高齢者医療に限ったことではありませんが、患者本人以外の人が「私は……と思う」ではなく、患者を主語にして「○○だったら……することを望むと思う」というように考えることができれば、最善の選択に近づくことができるのではないでしょうか。

　石飛医師は、「どこまで治療を追究すべきなのかという本質的な問いは、治療にひた走っている医師の頭にはなかなか浮かびません。もちろん必要なことはやらなければいけない。しかし、もうこれ以上は医療が介入すべきではないと

いう場面があることを、医師たちはもっと謙虚に知るべきでしょう」と述べている。(日野原重明・川島みどり・石飛幸三，2012，p.173)

　看護師には、全体的視点に立ち、患者の尊厳を守るとともに家族が抱える苦悩に対しても誠実に向き合い、医師や意思決定に参加する人々がコミュニケーションを深めていくことを促進する役割が期待されているのではないでしょうか。

倫理的論点のまとめ

❶ 姉ふたりの申出は、貞子さんの意思を代弁しているといえるか
姉の意見は貞子さんの意思の代弁というより、姉2人の意向を示している可能性が高い。

❷ 元気な時の貞子さんの意思は現在も有効であろうか
現在、貞子さんがどう思っているかはわからないが、元気な時に具体的な状況を例示して自分の意向を示していることから、その意思は尊重されてもよいと考えられる。

❸ 妹と姉の間で意見が分かれた際、医療者はだれの意見を優先すればよいか
妹のほうが姉2人より貞子さんの意思を代弁していると思えるが、姉2人の思いも尊重しつつ話し合いを重ねる必要がある。

❹ 貞子さんが胃ろうをつくった場合のQOLをどのように考えるか
意識障害が残っており、その回復がどの程度望めるかということにもよるが、回復の可能性が低い場合、貞子さんが望むQOLを維持することは困難であろう。

Tea Time

心に響く名言「生きる財産となる名言大語録」

言葉は時として人の人生を変えてしまうほどの力をもつ。同じ言葉であっても自分の心のもちようによって捉え方が異なってくる。ここでは、心に残った名言を紹介したい。

まずは、元NHKの名物アナウンサーであった鈴木健二氏の言葉「三人の友人」である。

「三人の友人」
あなたが豊かな才能に恵まれたエリートだとして、
絶対必要な友人を三人の友人を紹介しましょう。
それは「勇気」と「判断」と「洞察」である。
By 鈴木健二（pp.280-281）

次に、フランスの啓蒙政治思想家であるモンテスキューの言葉「三つの教え」である。
「三つの教え」
私たちは三つの教育を受ける。
ひとつは両親から。
もう一つは校長から。
そして、残りの一つは社会から教えられる。
そして、この三番目は
初めの二つの教えにすべて矛盾するものである。
By Montesquieu (p.339)

最後にイギリス、北アイルランドに位置するエコビレッジ、フィンドホーンの創立者である、アイリーンキャディの「答えは自分の中にある」という言葉である。
「答えは自分の中にある」
常に自分の中に答えを求めなさい。まわりの人や、まわりの意見や
まわりの言葉にまどわされてはいけません。
By Eileen, C. (p.327)

今泉正顕（2002）．生きる財産となる名言大語録　三笠書房

VI 組織内のパワーをめぐって

　病院は、医師、看護師、薬剤師等、免許を有する専門職及び事務系の職員など、多職種の活動で成り立っており、その活動は24時間継続されている。医療はサービス業であるが、その仕事内容が生命と健康に直接かかわっているところにほかのサービス業との違いがある。故に、病院で働く職員の多くは、免許や資格を有し、その業務内容は法律によって規定されている。そうした特徴は病院組織の構成にも表れている。病院は、内科、整形外科、小児科等の診療部門、薬剤部、栄養管理部等の診療支援部門、看護部門、病院事務、医療記録管理の管理部門などのように機能別に分かれており、その特徴は官僚制である。官僚制の特徴には、明確な階層制と資格に応じた職務の合理的配分、規則・規律、明確な権限がある。すなわち、病院には、病院長をトップとしたヒエラルキーにもとづく指揮、命令系統をもつ仕組みがある。

　こうした官僚組織の中にあって医師は、専門診療科目による縦割の構造が特徴的である。それに対して、フロントラインに立つ看護師は看護部組織における指示、命令のみで行動することはできず、業務上は医師の指示を受けており一元化されていない。そこに、看護師の混乱や葛藤が生まれ倫理的苦悩が生じやすい。看護師が経験する倫理的ジレンマの相手は医者であることが多いということもこうした組織構造に関係していると思われる。

　ここでは、官僚制組織構造の中で看護師が直面する倫理的問題について検討する。

事例6 患者が置き去りにされることの問題

　京子さんは50代の女性で、夫と2人暮らしである。吐血と呼吸困難があり緊急入院し、ICUに入室した。京子さんには、心疾患の既往があり、大動脈弁置換術、冠動脈バイパス術を受け、現在はワーファリンを服用中であった。

　入院後の京子さんには、胃管カテーテルの挿入、血管確保が行われた。胃から

の出血は継続しており、鎮静剤、輸血と輸液で対応していたが血圧は60—70台へと低下していた。上部消化管出血が疑われ、内視鏡検査を緊急に行う必要があると判断した循環器内科医は消化器内科医に依頼したものの「こんな危険な状態では内視鏡をするのは無理だ、失敗して責任をとらされるのはうちの科になるじゃないか、循環器の患者だろ、もう回復するのは無理じゃないの」と言って検査を拒否した。循環器内科医は、京子さんの夫に、既往歴とワーファリンのことを説明した後「輸血と点滴で何とかもっていますが、危険な状態ですので万が一のことも覚悟してください」と伝えた。夫は「なんとか助ける方法はないのでしょうか。どうか妻を助けてください。お願いします」と深く頭を下げて、不安そうに京子さんを見ていた。看護師は、心臓の手術が終わって退院するときの京子さんの嬉しそうな顔が忘れられず、医療者が全力を尽くすことなく、患者を死なせてよいわけがない、それは到底受け入れられることではないと思った。そして、京子さんと家族の代弁者として、治療を進めるために看護師として行動しなければと思った。

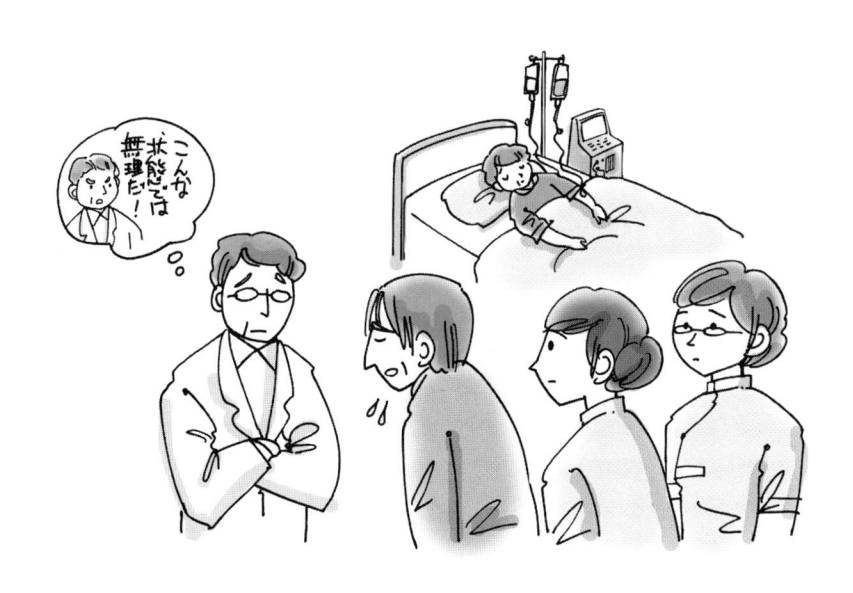

病棟看護師は、ただ医師の指示に従うだけでは京子さんの危機を救うことはできないと思い、どうすれば消化器内科医を動かすことができるか悩んでいた。

4人の看護師は、この事例で下記の3点をもとに話し合った。

> **倫理的論点**
> ❶ 京子さんは、最善の医療を受ける権利を保障されているか
> ❷ 医療者は責任を果たしているか
> ❸ 京子さんはこのままの状況が続けばどうなるか

善幸さん：ほとんどの病院は、患者中心の医療を理念として掲げていますけど、実態は医療者中心で動いていると思いますね。助けられるかもしれないのに最善を尽くさないのであれば、医師・看護師失格ですね。京子さんは、このまま何もしなければ死に至る可能性が高いです。本来、消化器内科と循環器内科が協働して何とか救う方法を考えるべきなのでしょうが、院内で「たらいまわし」のようになっています。こういうことはまれではないです、看護師も医師が動かないことには先に進めないので本当につらいです。

以前、卵巣がんで手術した患者さんが1年後くらいにイレウス様の症状が出たとき、消化器内科を受診したのですが、その医師は「検査データをみるとがんの再発だと思いますが、積極的な治療は無理です」と伝えていました。だけど、手術した婦人科の医師は「検査データの解釈が消化器の先生とは違うんだけど……再発ではないと思います」と言ったそうですが、医師間で検討してくれることはなく、患者さんはとても困っていました。婦人科の医師は大学病院から出向していて、その病院の常勤ではなかったので「責任は常勤の医師にとってほしい」といったようなことを言っていました。その患者さんには、看護師の姉がいたようで事情を聴いてかけつけてきました。看護師でもあるお姉さんは、2人の医師と話をしましたが、最初は平行線でした。するとお姉さんは、婦人科医に「あなたが再発ではない可能性があるというのなら、あなたの病院に妹を転院させてそこで検査してください。それなら、あなたも責任がとれる

でしょう。患者の命を医師の都合で決めないでください」と言いました。結局その患者さんは、大学病院に転院して、検査した結果開腹手術をすることになり5年生存が難しいと言われていた卵巣がんでしたが、今も元気にしておられます。この時も、患者ではなく医師の都合が優先されていました。

理子さん：京子さんは、最善の医療を受ける権利を奪われていますし、医療者は責任を果たしていないと思います。医師にもよりますが、私たちのようにまだ1人前でもない看護師が医師に何か言っても「それなら君が責任とってくれるの？　とれないでしょ」と言われることがあるんです。だけど、京子さんのように危機的状況にある患者さんが目の前にいるのに、何もできないと思うととてもつらくなります。救えるかもしれない生命が目の前にあるのに、それをしないことは倫理的にとても問題だと思いますが、こうしたことは稀な事例ではないと思います。

正子さん：そうですね。理子さんのような後輩のためにも、私たち中堅看護師はもっとパワーを出さないといけないですね。京子さんを助けるには、消化器内科の医師が内視鏡検査をするしかないわけですから、どうしたらそれが可能

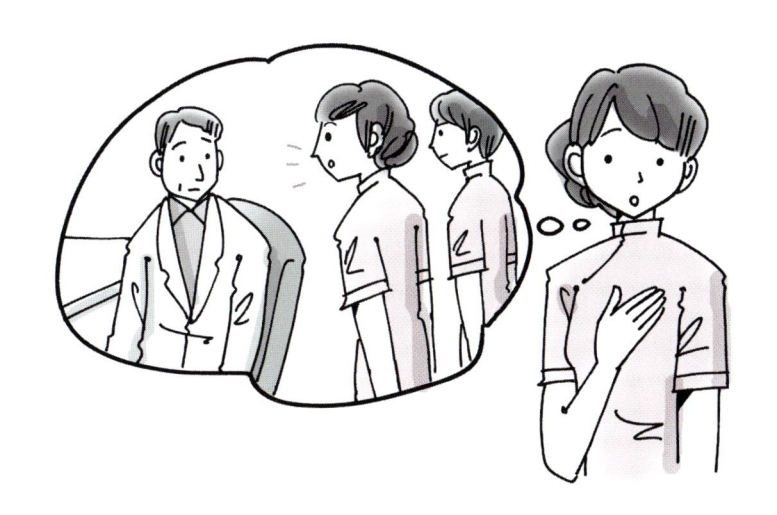

になるかを考えないといけないですね。医師の場合、組織の中で自分が属する診療科別に縦割で動いていますから、教授を動かすのが一番早いし、下の医師は命令系統からいって、拒否できないと思います。私が京子さんの病棟にいるなら、まず循環器内科の教授に話をしますね。臨床を8年もやっていると、医師に対してどうアプローチすればいいか、少しずつわかってきますから、自分一人で無理な場合は師長や主任も巻き込んで戦略をたてます。京子さんと似たような状況を経験したことがありますが、その時は教授に「先生、患者さんを助けましょう、そのために私たちはこの仕事をしているのですから」と率直に話しました。教授はすぐに動いてくれましたね。看護師は、直接内視鏡検査をすることはできないですが、声を出せない患者の代わりに「助けてください」と医師に訴えることはできます。患者のために一歩も引かない強い意志を看護師がもつことができれば、状況をよい方向に変えることができると思います。万が一、できなかったとしても何もせずにあきらめてしまうより後悔は少ないと思いますから。

倫子さん：病院にはたくさんの職種が働いているけど、本当にチームとして患者さんのために最善を尽くしているのかと問われたらイエスとは言えないこともあります。私も12年看護師をやってきていろんな経験をしました。そして、今大切だと思っていること、それは、あきらめないこと、患者の希望をつなぐこと、交渉することですね。やはり、私たち看護師は患者をケアすることにやりがいを感じているように思います。組織の中で何も考えずに働いていると、いつの間にか、誰のために何をしているのかわからなくなるときがありますが、それではいけないんだと改めて思いました。いろんな職種の中で、患者さんと一緒に24時間病棟にいるのは看護師だけですからね。ほかの人たちは用があるときだけ病棟にきてそれが終われば自分のいる場所へ帰っていく。この違いは大きいと思います。京子さんは、どんなに苦しくても生きようとして頑張っている、つらいからといって、その場から逃げることができないですよね。だから、私たち看護師も目の前の命と向き合いながら、自分にできることを探し

て実践することが大切なのだと思います。患者さんがギリギリの闘いをしているのですから、看護師も看護の責任を果たすためのギリギリの闘いに挑む必要があるのでしょう。そういう姿を見せることが、理子さんたちのような若い看護師の実践モデルになるのだと思います。

アドバイザー：緊急を要する医療行為が必要な状況の中では、医師が決断しないと先には進みませんから看護師は無力感を覚えることも少なくないと思います。助けられる可能性があり、それを選択することが最善だとわかっているのにそうしなかった場合、看護師は後に道徳的苦悩を経験することになるでしょう。組織上の問題がその大きな要因になっていることが多いわけですが、それを「しかたがない」と言っているだけでは苦悩が深くなるばかりです。まずは、一人の看護師として自分なりに最善を尽くすこと、信じることを行動に移し、その責任を引き受けることです。

　京子さんの場合、看護師にできることは「助けるために行動しましょう、私たち看護師は患者さんを見捨てることはできません」と医師たちに訴えることではないでしょうか。複雑で困難な状況であっても「患者とともに在る」「患者を見捨てない」といった哲学、信念にもとづく看護を実践することで患者の擁護者になれるのだと思います。そのためには一人ひとりが確固たる意志をもつことが重要ですが、それがチームの意志となれば大きなパワーになるはずです。

倫理的論点のまとめ

❶ **京子さんは、最善の医療を受ける権利を保障されているか**
容易な検査や治療ではないが技術的に不可能なわけではないと考えられ、最善の医療を受けることができているとはいえない。

❷ **医療者は責任を果たしているか**
医師は、自分たちの利害で動いており、患者を助けるという第一義的な責任を果たしているとはいえない。患者や家族は「何もできない」「覚悟してほ

> しい」と言われてもそれがどの程度妥当な判断なのかわからない。医師の良心を信じるしかないところがある。
> ❸ 京子さんはこのままの状況が続けばどうなるか
> このまま何もしなければ出血が続き、死に至る可能性もある大変危険な状況である。

　以上、6つの事例について、4人の看護師に意見を述べてもらい、アドバイザーにまとめてもらった。中には、共感できる意見、反論したくなる意見があったと思うが、大切なことは言語化すること、話し合うことである。それが倫理的問題を正しく理解することへの第一歩になるからである。倫理的問題について話し合う際に考慮すべきことは、そこにかかわる人々の価値観、信念である。自分の価値観を押し付けることなく、さまざまな制約がある状況の中で、何が最善の選択かということを真摯に話し合うことが重要である。

第4章

倫理的悩みを
解決するために

- I 市民感覚を取り戻す
- II 気づきを言語化する
- III 問題を話し合う場をつくる
- IV 倫理的感受性を高める
- V 強い意志をもって団結する

「母親というものは」より

大きかった

母さんが　小さくなり

小さかった

私が　大きくなった

でも

こころの中の　母さんは今でも大きくて

私は　小さな子どものままです

葉祥明（2006）．　母親というものは　学研，　pp.21-22.

　高度化・複雑化が加速する医療現場において、看護師が直面する倫理的問題への対応も困難さを増してきている。その背景には、次のようなことが考えられる。
　第一は、ワトソン（Watson, J., 1999／2002, p. 44)「看護は、支配的な他職種に対する舞台背景として見られ続けている」と述べているように、病院という組織におけるチーム医療の捉え方、看護師の地位、位置づけに関するものである。看護師が患者に対して行うケアは、病院という組織の中で行われるものであり、倫理的問題においても、看護師個別の問題として解決できるものは少ない。病棟や病院組織のシテスムの問題であることが多い。「ケアの向こう側」の著者であるチャンブリス（Chambliss, D. F., 1996／2002）は、看護師は病院という組織ではたらく労働者であり、そこで直面する倫理的問題を解決するための決定権をもっていないと述べている。看護師は、倫理的問題に対して「何をなすべきか」がわかっていても、それを実行に移すためのパワーや権限がないために倫理的に

悩んでいる。現実的な決定権をもっているのは、医師、病院組織の経営者、あるいは組織風土そのものだということを看護師は痛感している。チーム医療が推進されるようになったものの、未だ患者の利益のためのチームとして機能するまでには至っておらず、それぞれの医療職集団間における職業的価値観（世界観）が衝突する場面も少なくない。

　第二に、看護師の倫理的感受性に関する問題である。看護師は、一般の人々にとって非日常的と思えることを繰り返し経験していくうちに、疑問や違和感を感じなくなり、いつの間にかそれが当たり前のこととして日常化していく。そうなると日々の仕事はルーチン化され、自分が行っている行為の意味を考えたり、振り返ることを「忘れてしまう」ようになる。例えば、患者をモノとして扱うようになると、もはや患者の尊厳が傷つけられていることにさえ「気づかなくなってしまう」のである。

　こうした医療現場の状況の中で、看護師に求められることは、「看護とは何か」「看護師とは何をする人か」ということを問い続けることであろう。そうすることによって、「忘れてしまう」自分や「気づかなくなってしまう」自分を意識することができる。しかし、患者・家族そして数多くの医療従事者がかかわる医療の現場では、看護師が一人でさまざまな問題に立ち向かうことは、容易なことではない。熱心な看護師ほど、エネルギーを消耗してしまい燃え尽きてしまう危険性がある。

　では、どうすればよいだろうか。もっとも重要なことは、医療現場に風通しのよい倫理的風土を醸成することであろう。

　本章では、看護師が自身の信念にもとづいて「やりたい看護」を実践することを助けるための5つの方法について述べる。

---

①市民感覚を取り戻す
②気づきを言語化する
③問題を話し合う場をつくる
④倫理的感受性を高める
⑤強い意志をもって団結する

Ⅰ 市民感覚を取り戻す

「よりそう」

好きな人のすぐそばにいるって、

嬉しいことです。

恋人どうし、愛し合う者どうしが、

公園のベンチで、町のカフェで

よりそっている姿はとても美しい！

もし、悲しむ人、苦しむ人、辛い思いをしている人がいたら、

どうぞ思いやりの心をもって、そばにいてあげてください。

よ・り・そ・うこと、それは、

静かな、しかし力強い

愛の行為に他なりません。

葉祥明（2008）．　奇跡をおこすふれあい言葉　日本標準，　pp.46-47．

　看護師が日々の看護実践を通して「何かへんだ」「これはおかしい」と気づくためには、倫理的感受性を高める必要がある。一般の人々からみえる医療の現場は、極めて非日常的世界であるが、その中にいると、いつの間にか慣れてしまい感情が鈍化してしまうものである。医療者は、サービスの受け手である患者が非日常として経験していることを日常としてルーチン化しており、それが医療者と患者

の間に緊張関係やコミュニケーションギャップを生じさせている。

　こうした医療者の感覚は、ほかのサービス業とは異なるところがある。医療を市民の手に取り戻そうとする動きがある一方で、旧態依然とした環境は今も続いている。例えば、診察場面では、サービスの受け手である患者が丸い回転イスに座っているのに対し、医師が座る椅子には背もたれや肘掛がついている。また、看護師は患者に対して医師の話をする際に、内部の人間であるにもかかわらず、「先生は手術に入っていらっしゃいます。手術が終わってからお見えになります」といった敬語を使い、逆に、医師に患者の話をする際は、「リハビリになるので、もう少し歩かせましょう」といったように使役動詞を使うことも少なくない。しかし、一般的な感覚からすると、患者に対しては「医師は、手術が終わったら参ります」と言い、医師に対しては「患者さんにはもう少し歩いていただきましょう」という表現が適切である。医療現場で起こる倫理的問題の根底には患者を主語として語れない、医療者の感覚の「ズレ」があるように思える。

　さらに、時間に対する感覚のズレもあることがしばしば指摘される。医療現場で時間を設定する主導権は患者・家族より医師や看護師がもつことが多い。例えば、次のようなエピソードがある。患者の家族であるＡさんは、医師から患者の治療計画について説明したいので「17時に病棟に来てほしい」という連絡を受けた。Ａさんは、営業職で仕事が忙しかったが、患者である妻の治療計画について説明を聞くために仕事を調整して16時50分には病棟に到着した。しかし、医師が現れたのは18時を過ぎてからであった。Ａさんは、医師から時間に遅れたことに対する謝罪があるかと思ったが、医師はそのことには何も触れず説明を始めようとした。Ａさんは、医師の非常識さに怒りを覚え「17時と言われたのは先生です。遅れたのなら一言謝るのが礼儀ではないですか」と言った。すると医師は「私は、遊んでいたわけではないのです。あなたの方こそ失礼だ」と言い怒りを顕わにした。さて、この場合Ａさんと医師のどちらが非常識だろうか。医師は確かに忙しい。しかし、仕事が忙しいのは医師だけではない。Ａさんも忙しい仕事を調整して時間に間に合うように病院に来ているのである。時間に遅れたら謝るというのは社会人として当たり前のことであるが、それが通用しない医師がいるこ

とにAさんは驚いたという。これも「感覚のズレ」であろう。

　こうした感覚のズレがあり、患者中心の理念が浸透していない病院の中で、患者が「患者様」と呼ばれても違和感をもつのは当然であろう。丁寧さを装っているだけでかえって失礼だと感じている患者も少なくない。なぜなら、「様」呼称とそれ以外の言葉使いや対応が一致していないところに違和感を覚えているからである。その一方で、個人情報保護ということを理由に、たとえば「246番」あるいは「350番の方」といった具合に番号で呼ぶところもある。患者が「私には名前がある」「○○番ではない」と怒りを覚えたとしてもそれは普通の市民感覚であろう。

　さらに、医師から患者やほかの医療スタッフに対する意思疎通においては、上意下達が一般的である。これに対して、医師自身や周囲の医療スタッフの中に「おかしい」と思う気持ちが生まれなければ、患者中心の医療を実現することは難しい。チーム医療の中心にいるべきは、患者であって医師ではない。患者は医療者が自分の情報を共有していることを前提に、円滑なコミュニケーションがとれることを望んでいる。看護師は、医師が情報をくれるのを待ったり、個別に対応するのではなく、情報共有するためのシステムを構築することが必要である。

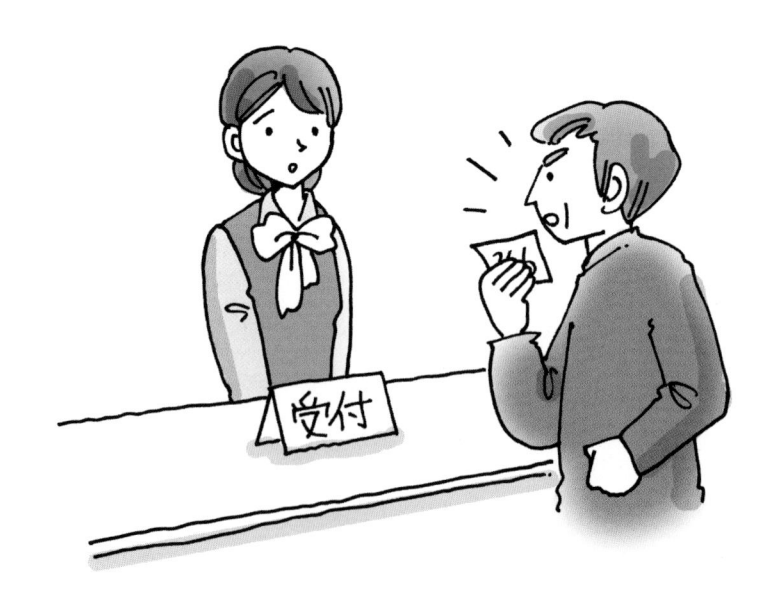

II 気づきを言語化する

「積もった雪」

上の雪

さむかろな。

つめたい月がさしていて。

下の雪

重かろな。

何百人ものせていて。

中の雪

さみしかろうな。

空も地面もみえないで。

金子みすゞ（2011）．　金子みすゞ名詩集　彩図社，　pp.170-171.

　医療現場における倫理的感受性を高めるための第一歩は、「何かおかしい」「これでいいのか」ということに気づくことである。そのためには、自分の仕事に対する「あるべき姿」をしっかりイメージして、意図的に観察することが求められる。気づくということは、あるべき姿と現実のギャップを感じ、「何かおかしい」「これでいいのか」という問いが生まれているということである。故に、気づいたことは、できるだけすみやかにかつ正確に言語化する必要がある。しかし、看護

師は「ほかの人が何も言わないということは、おかしいと思っているのは自分だけかもしれない」「ここで発言したら人間関係に波風が立つ」「師長や主任からにらまれる」等の理由から、気づいたことをそのままにしてしまうことがある。気づいたことを言語化せず、沈黙していては思考を深めることはできず、「あれ、何が気になっていたんだっけ？」といったように、何に気づいたのかということさえ忘れてしまい、記憶にとどまらないことになってしまう可能性が高くなる。誰かが言語化してくれることを期待するのではなく、まずは自分から言語化することを始めてみる勇気をもつことが重要である。

　例えば、高齢患者が術後せん妄を起こした場合、安全のために拘束することがルーチン化している病棟では、初めは違和感を覚えていてもいつの間にか「この病棟のやり方だから」と思ってしまい、高齢患者、術後せん妄、拘束というパターンに対して何も感じなくなってしまう。しかし、もしもそこで少し勇気を出して「せん妄を起こさないようにするためのケアに取り組む必要があるのではないか」「拘束することで余計に患者は混乱するのではないか」ということを言葉にすることができれば状況は変化する可能性がある。それが声にならない患者の声を代弁するということである。

　次の例は、新人看護師が勇気を出して自分の思いを言語化したエピソードである。患者のベッドは生活の場であり、床頭台、ロッカー、オーバーテーブルなどは患者のテリトリー内にある。患者が自分で動くことができない場合、看護師は代わって患者の私物をロッカーから取り出したり、床頭台の上の物を移動したりすることがあるが、患者の承諾なしに行ってはならない。そのように考えていた新人看護師は指導してくれているプリセプターがいつも患者に声をかけずにロッカーを開けてパジャマやタオルを取り出しているのを見た。患者に黙って開けるのは失礼になると思った新人看護師は、1日の反省会を2人でした際、プリセプターに「患者さんのものを取り出す時は声をかけなくてもよいのでしょうか。私は患者さんの承諾を得てから行ったほうがよいと思います」と言った。それを聞いたプリセプターから、「いつの間にか早くすることばかり考えて、患者さんの立場に立てなくなっていたわ、声をかけることは大切なことね、気づかせてくれて

ありがとう」という言葉が返ってきた。このように言語化することで、その時の思考や感情を明確化することになり、自分自身が何を考えているのかを意識することができる。また、言語化することで、自分の考えを他者と共有することができ、内容を検討することが可能となる。こうした気づきと言語化は、倫理的問題を明確化し解決に向けての対応を考える上で極めて重要である。

Ⅲ 問題を話し合う場をつくる

「くちなし」

真っ白い服を着て

しとやかで

あなたが来ると

部屋の中の人が　うっとりする

看護婦さん　あなたは

くちなしの花のような人です

私がいうと　その人は

ひと声あげて　とび出ていった

口の大きな看護婦さんだった

星野富弘（1982）．　四季抄　風の旅　学研パブリッシング，　p.9.

　倫理的問題は、第3章で示したように事例をもとに検討することはもちろん重要であるが、話し合いの場を設け、日々よりよい看護に向けて話し合うことが大切である。前述した「気づきの言語化」の次段階として、気づきをみんなで共有し、その解決策や対応策を考えていくのである。

1 論点を明らかにする

　具体的な倫理的問題について話し合う際には、論点を明らかにしておくことが重要である。そうでなければ、忙しい現場では話し合いの成果を出すことは難しいであろう。第3章で示したように、まず提示された問題が倫理的問題を含んでいるか否かを倫理の知識（医療倫理の原則、看護者の倫理綱領など）を用いて確認する必要がある。その後、解決に向けて検討するための論点を明らかにすることで、同じ方向に向かって話し合うことができるであろう。

　看護師は、ほかの同僚や医療者と論点にもとづいて話し合うことを通して、ほかの看護師の考えや看護観について理解を深め、チームで患者にかかわっているという感覚をもつことができる。さらに、話し合うことを習慣づけることで問題を倫理的視点で考えることの重要性や看護師としての成長を認識できるであろう。

2 患者を主語にして話す

　倫理や道徳は、人と人とが気持ちよく生活するための理（当然の理由）やルールであるが、異なる価値観を理解し、最善の選択に向けて価値調整を行うためには話し合える場が必要である。倫理的問題を話し合う際に大切なことは、看護師がチームで患者の目標を共有していることである。目標を共有していなければ、看護師は個々に自分の都合や言い訳を主張する方向に向くことが多く、どれだけ話し合っても解決に向かわず、終わった後に残るのはわかり合えなかったという疲労感だけになってしまう。そうなると、次回から話し合っても意味がないと考えるようになるかもしれない。

　例えば、次のような事例がある。患者Aさんは、タイミングよくトイレ誘導していけばオムツから自然排泄へと移行できる可能性があるが、計画的に実施でき

ておらずオムツを外すことができない状態であった。このことについて話し合ったところ、看護師からは「患者はAさんだけじゃないし、ほかの業務で忙しいから毎回トイレに誘導することはできない」「夜間は私の休憩時間に誘導しないといけないから休憩できなくなる」といった意見が次々に出た。こうした看護師が自分を主語とした話し合いでは、患者の問題を解決することは困難であり、生産的ではない。一方「Aさんは、トイレで用をすませることができた時は嬉しそうにしている、Aさんのニーズに応えることが看護師の仕事ではないのか」「Aさんを誘導する時間帯をもっと皆が意識していればできないケアではない」といったように患者を主語にすると話し合いが解決の方向へと向かっていくことができる。一人ひとりの看護師が誰のために、何のために看護しているのかということを意識することができれば患者を主語とした話し合いができるであろう。米国では看護師の気持ちがバラバラになりそうなとき、「We Care」という言葉で団結力が高まると聞いたことがあるが、まさしく私たちは他者をケアするために集まった専門職（We Are Professional）である。このことを看護師がチームで確認することができれば、目標までのアプローチに対する考え方は違っていても、何が患

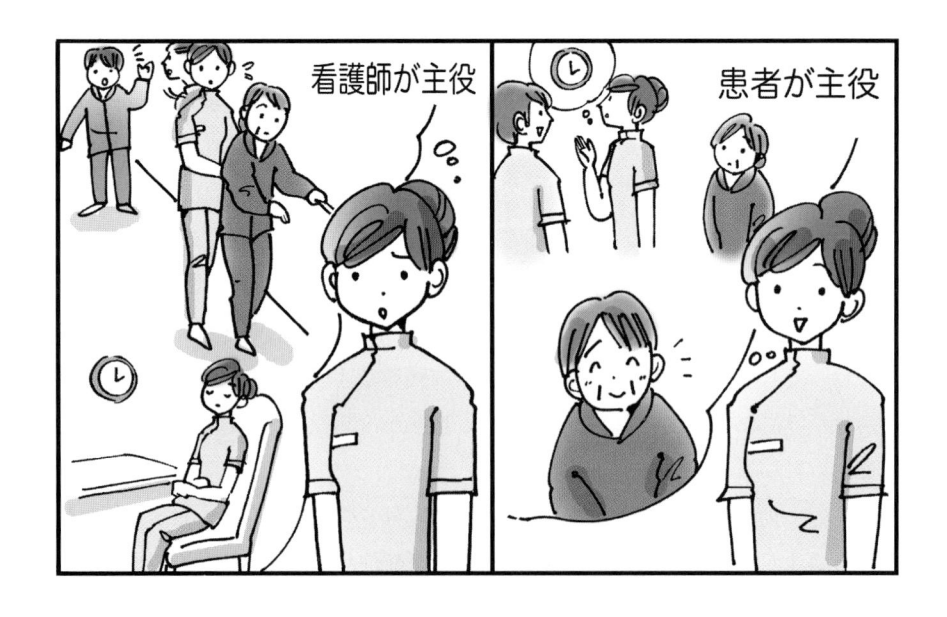

者にとっての最善の選択かという視点から話し合うことが可能になる。このように看護師個々が自分の考えや思いを率直に言語化し、互いに傾聴することが不可欠である。

Tea Time

経営理念『我が信条（Our Credo)』

2013年の終わり、一流と言われているホテル、デパートなどの食材偽装問題が次々と発覚した。このありえない話に国民は驚き、そして「信頼」という二文字は崩れて溜め息に変わった。企業は何を信条として経営しているのであろうか。目先の利益を追ったがために、顧客の信頼を失い、大きな損失を生み出す結果を招いている。

ここに躍進を続けているジョンソン・エンド・ジョンソン（J＆J）の経営理念を紹介したい。

ジョンソン・エンド・ジョンソン（J＆J）には、企業活動を通じて「顧客（消費者）」に対する責任、「従業員」に対する責任、「地域社会」に対する責任および「株主」に対する責任という4つの責任を果たしていくべきであるという経営理念を『我が信条（Our Credo)』に集約させている。クレドーには、21のmust（～しなければならない）が書かれており、何か問題が起こっても、この「21のmust」に沿って考えていけば、誰でも方向性を取り違えることなく判断ができるようになっている。

この中では、まず顧客を第一に位置づけており、合わせてそれに続く、第二、第三の責任を遂行すれば、結果としての第四の株主への奉仕もうまく機能する。これが正しいビジネス論理であるとしている。このクレドーは、1943年3代目社長のロバート・ウッド・ジョンソンJr.によって起草された。その時、ジョンソンがクレドーに込めた思いとは「あなたがハッピーになる最善の方法は、まず他人をハッピーにすることだ」という信念であった。企業は、収益だけでなく顧客がその会社に何を期待しているかを倫理や法令に配慮しながら適切に判断することが重要である。

高野登（2007）．サービスを超える瞬間　かんき出版，pp.18-22．

IV 倫理的感受性を高める

「変化をよろこぶ」

「変化」を恐れてはいけません。

自分の変化、他の人の変化、社会の変化、

なんであれ変化を喜びなさい。

宇宙は静止した世界ではありません。

常に変化し続けています。

あなたも、他の人も、社会も、すべてが

変化の中にあるのです。

むしろ変化を楽しみなさい。

葉祥明（2001）． 幸福を生きる　ビジネス社，　pp.56-57．

　看護師には、専門的な知識や技術が必要であるが、最も大切なのは感受性ではないだろうか。患者が何を考え、何を悩み、どのような希望をもっているのかといった相手を理解し寄り添おうとすることのできる感受性である。

　倫理的看護実践を行うには、倫理的感受性を高めることが必要であり、感受性が低くなれば、倫理的問題に気づくこともできない。

1 患者の立場から考える

　看護師は自分の仕事に対していつの間にか慣れてしまい、患者の思いに気づきにくくなってしまうことがある。個人の道徳観は、幼少時から成長するに伴い家庭や学校、地域社会における他者とのかかわりの中で学び、身につけていくものであるが、非日常的な医療の現場には、そうした道徳観を混乱させたり、麻痺させてしまうところがある。医療の現場では、他者に対して、衣服を脱いでもらい診察する、手術する、注射をする、管をいれる、身体を拭く、排泄物を処理するといった非日常的な行為を業務として日常的に行っている。看護師になった初期のころは、患者がもつ「恥ずかしさ」「怖さ」「不安」「戸惑い」「混乱」といった思いや感覚に共感し、相応の配慮ができていたとしても、そうした非日常の出来事に自身が適応していく過程で、いつの間にか慣れてしまい「普通」の感覚をもてなくなることがある。そうなると倫理的感受性は低下する。

　したがって、このような状況に刺激を与えてくれる存在が必要となるが、看護学生や新人看護師はまさに適任の存在である。特に、看護学生は「この状態はおかしくないですか」といった素朴な疑問を投げかけてくることが多い。こうした投げかけに対して、「面倒である」とか「病棟を批判している」と捉えるのではなく、真摯に耳を傾けともに考えることが重要である。なぜなら、もっとも普通の感覚に近いのが看護学生だからである。自分のことはみえにくくなっていても人の行為は客観的にみえやすいものである。これによって一人ひとりの看護師の倫理的感受性が低下するのを防ぎ、よい意味で刺激し合って高めることができる。

　さらに、看護師が普通の感覚を取り戻すことを困難にしている理由には、忙しさや複雑な人間関係などで疲弊してしまい心が枯渇していることが考えられる。忙しいとは、心を亡くした状態である。看護師が潤いをなくしてしまうと、自分自身の振る舞いや思考を省みる余裕もなく、当たり前のことを当たり前と感じることもできなくなり感受性は低下する。そのような場合、看護師にまず必要なことは、自分を潤す時間や機会を意識的につくることである。例えば、きれいな花

を見る、友達と話をする、好きな音楽を聴く、旅に出てみる等である。そうした日常に戻ることで感動する自分がいることを意識することで潤いが生まれ、普通の感覚を取り戻すことができるであろう。

　看護師には、自身をケアする能力も求められている。自分と対話しつつ必要があれば意識的に愛情や栄養を注入し、倫理的感受性のアンテナを高く保つよう努力することが期待されている。

2 Techniqueに溺れないようにしよう

　倫理的感受性が低下する要因の一つに、看護師の技術に対する捉え方の問題がある。技術という語は、「Art」や「Technique」など多義的に用いられている。「Art」の特徴は、技術を単に看護行為としてではなく、患者を理解しその状況に見合った個別的で具体的な配慮を含む看護師の哲学（看護観や思い）を表現するものとして捉えるところにあるといえるだろう。そこでは、意志や感情をもつ患者と看護師の相互作用が重要な意味をもち、同じ行為を提供したとしても反応は異なることを前提としている。

　一方、技術は「Technique」として表現されることがある。これは、「Art」とは異なり、手順にしたがい機械的かつ効率的に行うことを意図しており、看護師は患者との相互行為に対する関心が薄いという特徴がある。

　今日、看護師は技術を「Art」と「Technique」のどちらで捉えているのだろうか。近年、医療の高度化、細分化に伴い、「Technique」に長けた看護師が、真に優れた看護師であるかのような評価がされる傾向があることは残念なことである。自分の意思を伝えることが難しい意識障害や認知症の患者に対して、時にモノのように扱われていることがある。しかし、「看護とは何か」という目的を見失った「Technique」としての技術は、患者の尊厳を傷つけるだけの業務に過ぎず、もはや看護とはいえないであろう。新しいME機器の使い方を覚え、うまく操作することができたとしても、患者を一人の尊厳をもった人間であると理解す

ることができないとしたら、その行為は「Art」とは呼べないであろう。では、こうしたことは、どうして起こるのであろうか。

　看護師の多くは、患者の支えになりたい、患者に寄り添いたいという思いに動機づけられて看護の道を選択している。しかし、そうした情緒的な思いだけで優れた看護を実践することはできない。看護学生は、臨地実習のたびに、「私にもう少し知識と技術があれば患者さんの役に立つことができるのに……」という思いを強くする。また、新人は一人で専門職として責任をもって看護するとはどういうことかということの厳しさを知る。

　このように、専門職としての知識・技術の重要性を認識した看護学生や新人はその技術を習得することにエネルギーを注ぐようになる。しかし、その目的は、患者の安全と安心を守り、自立を支援するためのものでなければならない。ところが、看護師の中には、技術を習得していく過程において、患者一人ひとりの個別性に合わせたケアよりも、より正確により効率的に行為が行えることに夢中になることがある。「Technique」に価値があると感じたり、そのような評価を他者から受けた看護師は自分が優れているかのような錯覚を起こすことがある。「こんなに早く、きれいにできるのは私だけ」というように……。しかし、その「Technique」を提供している間、看護師は患者の反応に関心をもっていなかったり軽視したりしてしまうことがある。こうした「Technique」としての技術のみに価値を置く看護師が増えていくと、患者の苦しみ、痛み、悩みは取り残されてしまう。自分のことをわかってもらえる、看護師がそばにいてくれるだけで癒される、安心できるという感覚をもつことはできないであろう。看護師は、看護技術を習得する際、方法だけでなく技術に内在する倫理も合わせて学ぶ必要がある。ケアの前になぜ患者に説明する必要があるのか（自己決定）、ケアを強制するのではなく提案して患者に選択してもらうのはなぜか（個別性、自己決定）、カーテンを引くのはなぜか（プライバシー）、無菌操作が必要なのはなぜか（無危害）、足浴の湯の好みを聞くのはなぜか（個別性）等。

　このように、看護と倫理は別々にあるものではなく、看護という仕事そのものの中に倫理は内在しているということを再確認することが重要である。

Ⅴ 強い意志をもって団結する

「避けてはならない」

避けてはならないものが　幾つもある

避けようと思えば　避けることができる

逃げようと思えば　それも　できる

けれど　ひとたび避けてしまったとき

自分勝手に　逃げてしまったとき

心の中に　大きな穴がぽっかりとあく

その穴は　他人の目には全く見えず

自分だけで落ち込む〈落とし穴〉だから

はいだす努力もまた自分一人のものだ

避けたくても決して避けない　勇気

逃げたくても簡単に逃げない　勇気

その〈人間の勇気〉を持ち得る者だけが

自分の道を　まっすぐに歩いて行ける

宮澤章二（2010）．　行為の意味　―青春前期のきみたちに―　ごま書房新社，　pp.94-95.

看護師は、看護を必要とする患者に対して第一義的に責任を負っている。しかし、看護実践は患者と看護師の関係のみで成立しているわけではない。医療現場の最前線に立つ看護師は、患者にとっての利益、最善を考えることだけに専念したいと思っていても、組織の一員としての責務との間で悩むことが多い。
　看護師は、患者をケアしたいと願っている集団である。したがって、一人では困難なことであっても、強い意志をもち、同僚と目標を共有することができれば問題を解決するための対策を考えることも不可能ではないであろう。他職種の人々と対立するのではなく、交渉する術を身につけることも必要であるが、最も重要なことは、看護師間で信頼し団結することであろう。次のような例がある。30代の女性であるAさんはがんの末期であった。体力的には、一人で入浴することは難しく、いつ急変するかわからない状態であったが、ベッド上での清拭を好まず一人でシャワーを使うことを希望した。患者の思いを知った看護師はカンファレンスで話し合うことにした。話し合いでは最初は、「体力的に無理である」「清拭でもきれいになるのに」「浴室で倒れたら大変」という意見が次々と出された。そんな中、一人の看護師が「でも、つらい療養生活の中で、AさんがAさんらしくいるために、私たちにできることはAさんの希望を支えることではないか、看護師の価値観だけでなく、一人の女性としてAさんの立場に立って考えてみよう」という意見を出した。その意見をきっかけに話の流れは変わり、何とかAさんの希望に応えることはできないかという方向に進んだ。中堅看護師の一人は、「私も同じ30代の女性としてAさんの気持ちはわかる。忙しいと言っていたら何もできない。先に結論を出して次にそれを実現するための方法を考えよう」と提案した。その後、Aさんがゆっくり浴室を使える時間を確保し、急変に備えて看護師が駆けつけられる体制をとる、主治医にもこのことを話して了解と協力を得ること等について話し合った。結果として、医師の協力も得られAさんは、亡くなる前日まで一人でシャワーを使うことができた。看護師はチームとして団結し、Aさんを支え、シャワー浴の前後にいろいろな話をした。Aさんは亡くなる前に「私のわがままを聞いていただき本当に感謝しています。私はこの病棟に入院できて本当に幸せです」と看護師にお礼の言葉を述べた。亡くなった後、家

族からも「患者としてではなく、一人の人間として30代の女性として娘に接してくれてありがとうございました」という言葉が聞かれた。

　このように、一人ひとりが患者の利益を守るという強い意志をもち、看護師間の信頼を深めることができれば団結力と連帯感が生まれる。困難はあっても、それが患者の利益になることであれば、先に「やる」と決めて、次に解決のための方法について知恵を出し合うことが大切ではないか。それが結果的には、大きな看護の力となり、看護師の自信とやりがいにつながるであろう。

第5章

看護実践におけるケアリング

- I 人間としての尊厳を守る
- II 人間をまるごと理解する
- III ケアを必要としている人に応える
- IV ユーモアのセンスを磨こう

「行為の意味」

――あなたの＜こころ＞はどんな形ですか

と　ひとに聞かれても答えようがない

自分にも他人にも＜こころ＞は見えない

けれど　ほんとうに見えないのであろうか

確かに＜こころ＞はだれにも見えない

けれど＜こころづかい＞は見えるのだ

それは　人に対する積極的な行為だから

同じように胸の中の＜思い＞は見えない

けれど＜思いやり＞はだれにでも見える

それも人に対する積極的な行為だから

あたたかい心が　あたたかい行為になり

やさしい思いが　やさしい行為になるとき

＜心＞も＜思い＞も　初めて美しく生きる

――それは　人が人として生きることだ

宮澤章二（2010）．　行為の意味　―青春前期のきみたちに―　ごま書房新社

1 行為から関係性へ

　看護師には、人間に対する深い洞察とともに心遣いが求められる。看護の力は、患者が痛みや苦悩と向き合いそれを乗り越えようとする過程を支援する際に発揮されるものである。看護は、医師が治療をあきらめた後も、決してあきらめることなく患者に寄り添い、癒すことに全力を注いできた。一人ひとりの患者の日々の生活を意味在らしめるために、看護の力はこれからますます必要とされるであろう。その鍵となるのはケアリングである。ケアリングは、相手に関心を寄せ、全体的存在として理解し、関係性を大切にする。そのために大切なことは存在の仕方であろう。人間は、時計や車のような機械ではない、疾患部分だけを治せばよいのではない生活者として理解される必要がある。しかし、近代医学、医療はこのことを軽視してきており、看護師も、病気による症状をケアし、医療機器を使い、行為することに力を注いできた。患者に向けられるはずの看護師のまなざしは電子カルテに注がれ、患者に触れるためにある看護師の手は、医療機器を管理するために用いられている。その結果、患者は癒されることなく、孤独や絶望を感じている。

　現在、医療者が再考すべきは「行為すること」以上に「存在すること」「かかわること」に関するものである。「存在すること」は、これまで重視してきた「知ること」「行為すること」と同様に患者が求めているものであり、看護師が関心を寄せるべきものである。看護師には、患者と人間対人間の関係を築き、行為中心から関係性を重視したケアにシフトしていくことが求められている。患者のために「心を込める」「心を砕く」ことを通して、初めて看護行為は「Technique」ではなく「Art」になりえるのではないだろうか。ケアすることは、一つの過程として人に関与するあり方であり、そこには看護師の道徳性が反映される。

Ⅰ 人間としての尊厳を守る

「自分に恋しなさい」

自分を嫌ってはいけません。

自分を敬いなさい。

自分に恋しなさい！

そして、

自分自身に最高の人生を

プレゼントしなさい。

あなたは

それだけの価値のある存在です。

葉祥明（2001）．幸福を生きる　ビジネス社，pp.22-23.

　人間の尊厳は、人が人であるというその一点において尊重されるべきものであり、与えたり要求したりするものではない。世界人権宣言（1948年）は、人権及び自由を尊重し確保するために、「すべての人民とすべての国とが達成すべき共通の基準」を宣言したものであり、人権の歴史において重要な地位を占めている（外務省HP）。その前文には「人類社会のすべての構成員の固有の尊厳と平等で譲ることのできない権利とを承認することは、世界における自由、正義及び平和の基礎である」と明記されている。

　人は誰でも自分らしく生き、自分らしく死にたいと思うであろう。そのために

は、自分で自分を大切にするとともに、他者からも大切に扱われる必要がある。それは、すなわち人間としての尊厳を守り抜くということであろう。人間としての尊厳を守る必要があるということは、一方でそれを脅かす現状があるということである。

　では、実際に人間の尊厳が傷つくのはどのような場合であろうか。存在を無視される、モノのように扱われる、決定権がない、自由が奪われる、自分の価値を認めてもらえない、人前で恥ずかしい思いをする、不潔な状態で放置される、差別を受ける、望まない方法で生かされ続ける等が考えられる。こうした状況では、自分が自分らしくあることが脅かされ、尊厳が傷つくが、それは医療の現場においても起こり得る状況である。例えば、看護師が患者に対して、子どもに対するような言葉遣いをする、何度もナースコールを押す患者を無視する、カーテンを開けたまま排泄ケアをする、説明しないまま処置を始める、患者が話しかけているのに聞こえないふりをする等である。こうした行為は患者の尊厳を傷つけるものであるが、それが日々繰り返されているうちに何も感じなくなってしまうことがある。

　看護師は、ケアする専門職である前に一人の人間であり、その意味では患者も看護師も同じである。そうであるならば、看護師は自分が他者にされて傷つくことを患者に対して行わないことが基本である。自分に配慮してほしいと思う程度のことを患者に対しても行うことで尊厳を守ることができるであろう。

　患者の尊厳を保つための心得は、患者の身だしなみや習慣に表れている「その人らしさ」を大切にし、そのやり方をできる限り継続することであろう。

Ⅱ 人間をまるごと理解する

「たんぽぽ」

いつだったか

きみたちが空をとんで行くのを見たよ

風に吹かれて

ただ一つのものを持って

旅する姿が

うれしくてならなかったよ

人間だってどうしても必要なものは

ただ一つ

私も余分なものを捨てれば

空がとべるような気がしたよ

星野富弘（1982）．　四季抄　風の旅　学研パブリッシング，　p.27.

看護学における人間の捉え方は、単なる臓器の寄せ集めとしてではなく、一人の生活者としてまるごと理解することである。生活者として、患者を捉えるとき、その人への関心が高まる。ベッドの上で病衣を来て横たわっている患者は、これまでどのような人生を送ってきたのか、これから先どのような計画をもっているのかを知ることは重要である。患者を過去・現在・未来の時間軸で理解しようと

することで個別性のあるかかわりができるであろう。患者は何に価値を置き、何を好み、どのような状態のときに安らぎを感じるのか。患者と出会い、患者を知り、患者とともに目標を設定するためには、疾患ではなく、まるごとのその人に関心をもつ必要がある。

　しかし、専門分化やテクノロジーへの偏重が進む医療の状況下においては、作業の効率性が重視され、疾患と関連のない患者の行動に関心が向けられなくなる傾向がある。看護師は、患者のその人らしさを理解する手がかりをみつけられないままでいることも多い。そうなると看護師の価値観で患者の行動を解釈・判断することになり、患者の立場から考えることが困難となる。ここで一つのエピソードを挙げてみよう。

　看護師Aは、53歳の女性患者Bが温かいタオルを胸に当てた際に、とても安らいだ表情をしたように感じた。「気持ちいいですか」と尋ねると「お風呂が好きで温泉によく行っていた」ことを教えてくれた。看護師Aは、沐浴剤をいれた少し熱めの湯を用いて熱布浴をした。すると患者Bは、「なんだか生き返った気持ちです。お忙しいのにこんな手間のかかることをしていただき恐縮です。でも、

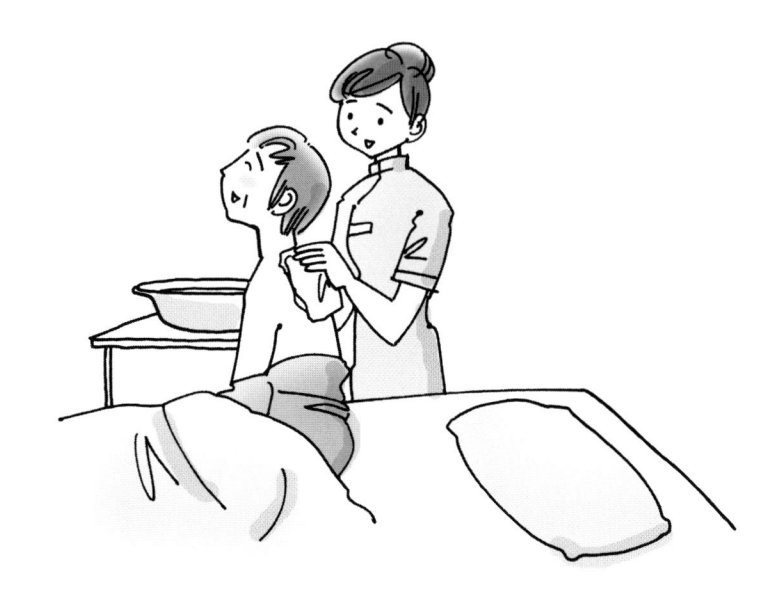

お陰様でもう一度本当の温泉に行くという目標をもつことができました。萎えかけた私の心を救っていただいてありがとうございました」と言った。看護師Aは、患者Bの気持ちが落ち込んでいるように思えて気になっていたのである。看護師Aは、患者Bの立場に立って、何が一番嬉しいだろうかと考え選択したのが熱布浴であった。患者Bに対する心を込めたかかわりを通して、生きる力を取り戻す手助けがしたかったのである。こうした看護師の日々の細やかな心遣いこそが看護の力であり、患者に必要とされているのである。

III ケアを必要としている人に応える

「自由」

自由に生きなさい

自由に生きてこそ

人は人生を、

心ゆくまで

味わえるのです。

自由に生きるためには、

恐れてはいけません

勇気を持って

生きていきなさい。

葉祥明（2001）．　幸福を生きる　ビジネス社，　pp.40-41.

　看護師は、他者をケアすることを職業として自ら引き受けた人のことである。しかし、看護師が行う行為＝患者に必要なケアという図式が成立するわけではない。すなわち、患者にとっては役立つケアとそうでないケアがあるということであり、看護師が行うケアは役立つものでなければならない。では、何が患者にとっての役立つケアといえるのであろうか。

1 ケアの双方向性

　ケアは、患者から要請され、それに応じるという一方向的なものではなく、患者とのかかわりを通して、どのようなケアをどの程度必要としているかという看護師の判断にもとづいて行われるものである。

　患者からの要請に応えるだけであれば、そこには看護の哲学（看護観）は不要であるが、本来のケアを提供するのであれば哲学は必要である。なぜならば、看護師は自身の「かくありたい看護」に向かって、患者のニーズを判断するからである。例えばヘンダーソン（Henderson, V. A.）は、看護について次のように述べている。「その人が必要なだけの体力と意志力と知識とをもっていれば、他者からのケアなしに行うことが可能であるような行動であり、看護師はそれらを遂行するのを助けることである。ここでいう助ける主体は患者であり、その人が健康行動を自ら行う上で必要な体力、知識、意志力の何がどの程度不足しているかを判断し、足りないところだけをケアすることであると述べている。患者が真に必要としているところだけを専門職として「手助けする」ことこそが重要である」(Henderson, V. A., 1973, p.11)。そのためには、まず、患者から送られてくる言語的および非言語的メッセージの意味を読みとり、次は看護師がメッセージをフィードバックして確認する。こうした双方向のコミュニケーションを通して、看護師は患者に対するケアの必要性を判断していくのである。

2 関心と関係性の深まり

　看護師が患者のケアの必要性を適切に判断するためには、相手に対する関心と情報を読みとる観察力が必要不可欠となる。なぜなら、関心がなければどれだけ患者がメッセージを送っても注意を払われることもなく、看護師はそれに気づくことができないからである。人と人の関係性は相手に対する関心から始まる。ど

れだけ時間を重ねようと相手に対する関心がなければ、その人のことを理解したり、関係を深めることはできない。また、他者から関心をもたれないということは、自分が価値ある存在として認められていないということであり、それは人を孤独にさせるものである。したがって、患者にとって医療者から関心を向けられないということはもっともつらいことである。患者は医師に対して、聴診器を当てて聴診し、腹部を触り、創部を観察し、「気分はいかがですか」と尋ねてくれることを期待しているが、それは叶わないことが多い。なぜなら、医師の関心は目の前に存在している患者ではなく、患者がもっている疾患、創部に対して向けられているからである。診断技術の進歩に伴い、医師の関心はますます患者ではなく客観的な検査データに向かっている。患者は、医師が自分の身体に触れて「診察」するという儀式を大切にしているが、医師の関心はそこにない。というより、患者がそれほどまでに医師の診察を待ち望んでいることにさえ気づいていないのであろう。医師は観察とインタビューから得られる情報の重要性を忘れているように思えるが、その意味では医師と同じ道を看護師は歩いてはならない。現在ほど、医療者のコミュニケーション力が求められる時代はないのではないか。

3 引き延ばす生から納得のいく生へ

　自分の人生の終わり方を自分で決めることが難しくなった現代、自然に納得のいく人生の最期を迎えるためには病院にいくことを慎重に考えたいと思う人も少なくないのではないか。人を生かすための高度医療技術は進化の一途をたどっている。しかし、それが人間の幸福につながるかと問われれば疑問が残るであろう。特に、高齢者の医療の在り方については、もっと人間としての相応しい医療の在り方があるように思える。人は寿命がくれば、自然に食事量は低下し、やがて100％死に至る存在である。それは、老衰であって、疾患ではない。そのことは誰もが知ってはいるものの、現実には直視することなく胃ろうのような科学的手段に依存する傾向がある。

生を引き延ばすのは誰のためか、そしてそれは何のためなのか、それがよくわからないままそこに生命を引き延ばす方法があるからという理由だけで行っているとすれば、それは誰にとっても最善とはいえないであろう。人としての自律性、生活者としての継続性をもって、その人らしい人生を最後まで全うできるような医療、看護の在り方を問う必要がある。患者の語りを聴くこと、患者に触れること、患者と笑うことといったケアの価値をもっと認識し、意味のある時間を提供する工夫をしてもよいのではないか。そのためには、患者に関わる人々が率直に意見交換できる関係性をつくっていくことが重要である。

Ⅳ ユーモアのセンスを磨く

「私と小鳥と鈴と」

私が両手をひろげても、

お空はちっとも飛べないが、

飛べる小鳥は私のように、

地面を速く走れない。

私が体をゆすっても、

きれいな音はでないけど、

あの鳴る鈴は私のように、

たくさんな唄は知らないよ。

鈴と、小鳥と、それから私、

みんなちがって、みんないい。

金子みすゞ（2011）．　金子みすゞ名詩集　彩図社，　pp.14-15.

ユーモアや笑いには、内面の緊張を緩和しストレスを低下させ、人生を楽しくする効果がある。ユーモアは、警戒心をとくことにも役立つ。多忙でストレスフルな環境だからこそ、そこに必要なのはユーモアではないだろうか。人は「幸福だから笑うわけではない。むしろ笑うから幸福なのだと言いたい」とフランスの哲学者アランは言い（Alain，白井健三郎訳，1993，pp.311〜322）、ドイツでは、ユーモアとは、「〜にもかかわらず笑うことである」と言われている。すなわち、自分はつらいあるいは苦しい状況にある、にもかかわらず、「相手を思いやる気持ち」から生まれる笑いや笑顔こそが真のユーモアであるといっている（Deeken，2003）。

　コミュニケーションにおける潤滑油の役割をもつユーモアが医療の現場でもっと活用されるようになれば、その職場は明るいものになるであろうし、患者への看護にもよい影響を及ぼすことができる。

　忙しい職場であっても、そこにユーモアがあれば現場の雰囲気はもっと穏やかなものになり患者やその家族そして同僚も慰められるであろう。ここに一つのエピソードがある（永六輔，2004）。個室に入院していたある患者は、療養するために入院しているにもかかわらず、医療者が無表情あるいは疲れた顔で病室に入ってくるのを見て、これでは困ると思った。そこで、患者は病室の扉に「この部屋へお入りになる方は、笑顔でお入りくださいませ」と張り紙をした。すると、それまでとても忙しそうにしていた看護師が次々と笑顔で入ってくるようになった。やがては、その笑顔は病棟全体に感染し、明るい雰囲気に変えてしまった。このように、ユーモアや笑いは、病棟の空気を換えることができるのである。

　患者は病を経験することで、身体的・心理的痛み、社会からの孤立感、経済的負担など重い荷物をたくさん抱え、途方にくれることもある。そうした療養生活の中にあって、患者はいつの間にか笑うことを忘れてしまいがちになる。そうした患者に対してユーモアを用いることは効果的である。また、看護師も時間が逼迫（ひっぱく）している中で仕事をしていると、無意識に怖い表情あるいは無表情になりやすいが、笑うことでリラックスできる。

　70代、男性のAさんは、術後初めて病室からロビーまで歩いて椅子に座った。

付き添った看護師Bは横に座ってAさんに歩行についての感想を聞きながら、表情等を観察していた。その時、もう一人の看護師CがAさんの後ろから肩をマッサージし始めた。廊下を歩いていたAさんの表情が硬かったのでリラックスしてもらおうと考えたのである。看護師Cに突然肩をマッサージされたAさんは、一瞬驚いたようであったが「気持ちいいですか」という問いに、満面の笑みで「あぁ、気持ちいいね、こんなこともしてもらえるんだね」と答えた。5分ほどマッサージした看護師Cは、Aさんに「はい、気持ちよくなったようですから、300円頂戴いたします」と笑って言った。Aさんは、また驚いた様子であったが、「ははは、300円は高いな」と言って笑い、初めての歩行の緊張が解けたようであった。

　ユーモアの達人として思い浮かぶ人がいる。それは、「にもかかわらず」笑っていた「佐賀のがばいばあちゃん」である（島田洋七, 2004）。がばいばあちゃんは、孫の島田洋七が成績不良を報告すると「通知表は、0じゃなければええ。1とか2を足していけば5になる！」と言い、経済的に困っていることを心配すると「今のうちに貧乏しておけ！金持ちになったら、旅行へ行ったり、寿司食ったり、着

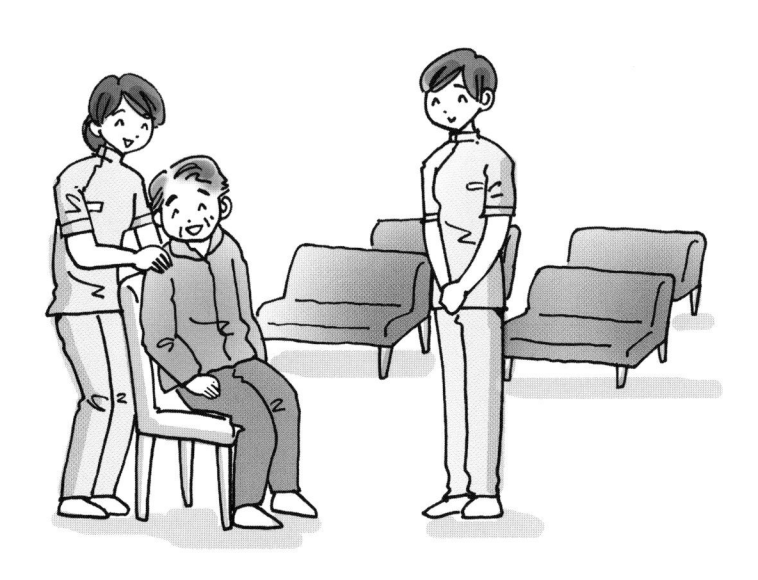

物を仕立てたり、忙しか」と答え、さらに「貧乏には二通りある。暗い貧乏と明るい貧乏。うちは明るい貧乏だからよか。それも、最近貧乏になったのと違うから、心配せんでもよか。自信をもちなさい。うちは、先祖代々貧乏だから」と笑い飛ばしている。がばいばあちゃんは、「にもかかわらず笑う」ことを実践した人であろう。

　ユーモアは、人の心をホッとさせてくれる。ユーモアのセンスがあれば、時間はなくても、予算はなくても患者も自分も同僚も楽しませることが可能なのである。

引用・参考文献

赤林朗・大井玄．(1995)．医療・看護実践および教育の場における"クリニカル・エシックス"の役割　生命倫理，5，pp.55-59．

Alain (1928). *Propos sur le bonheur.* Paris : Editions Gallimard. (アラン　白井健三郎（訳）．(1993)．幸福論　集英社，pp.311-322．

Beauchamp, T. L., & Childress, J. F. (1979). *Principle of biomedical ethics.* New York : Oxford University Press. (ビーチャム　T.L.・チルドレス　J.F.　永安幸正・立木教夫（監訳）(1997)．生命医学倫理　成文堂）

Beauchamp, T. L., & Childress, J. F. (2001). *Principles of biomedical ethics, 5th. edition.* New York : Oxford University Press.

Benjamin, M., & Curtis, J. (1992). *Ethics in nursing.* Oxford University press. (ベンジャミン　M.・カーティス　J.　矢次政利・宮越一穂・枡形公也ほか訳 (1995)．第一章　看護婦とクライエント臨床看護のディレンマⅡ　時空出版　pp.1-53．

Carson, R. (1962). *Silent spring.* Boston : Houghton Mifflin Harcourt. (カーソン　R.　青樹梁一（訳）(1974)．沈黙の春．新潮文庫）

Chambliss, D. F. (1996). *Beyond caring : Hospitals, nurses, and the social organization of ethics.* The University Of Chicago Press. (チャンブリス　D.F. 浅野祐子訳 (2002)．ケアの向こう側——看護職が直面する道徳的・倫理的矛盾　日本看護協会出版会）

デーケン A.（2003）．よく生きよく笑いよき死と出会う　新潮社

永六輔（2004）．伝言　岩波書店

Fry, S. T., & Megan-Jane, J. (1988). *Ethics in nursing practice : A guide to ethical decision making* (フライ　S.T.・メガン-ジェーン　J.　片田範子・山本あい子（訳）(2005)．看護実践の倫理　第2版　日本看護協会出版会　pp.19-46．)

Fry, S. T. (1988)．聖路加看護大学公開講座委員会（訳）看護倫理の基本的概念と哲学的背景　看護研究　21（1），26-37．

春木繁一（2008）．腎移植をめぐる兄弟姉妹　——精神科医が語る生体腎移植の家族——　日本医学館

Henderson, V. (1970). Basic principles of nursing care. *International Council Of Nurses,* Geneva (ヘンダーソン　V.　湯槇ます・児玉香津子（訳）(1973)．看護の基本となるもの　日本看護協会出版会　p.11.)

日野原重明・川島みどり・石飛幸三（2012）．看護の力　日本看護協会，p.173．

星野一正（1997）．インフォームド・コンセント　日本に馴染む6つの提言　丸善ライブラリー

星野富弘（1982）．四季抄　風の旅　学研パブリッシング

Jonsen, A. R., Siegler, M., & Winslade, W. J. (1992). *Clinical ethics-a practical approach to ethical decisions in clinical medicine (3rd ed.).* New York : McGraw-Hill. (ジョンセン　A.R.・シーグラー　M.・ウインスレイド　W.J.　赤林朗・大井玄（監訳）(1997)．臨床倫理学　——臨床医学における倫理的決定のための実践的なアプローチ——　新興医学出版社）

梶田昭（2003）．医学の歴史　講談社学術文庫

患者の権利法をつくる会編（1992）．患者の権利法をつくる　明石書店

菅野正（1969）．現代の官僚制　誠信書房，p.163．

中村仁一（2012）．大往生したけりゃ医療とかかわるな　幻冬舎，pp.77-80．

Nightingale, F. (1954). Nurses,training of, and nursing the sick.two articles from a dictionary of

medicine edited by Sir Robert Quain, Bart., M. D. 1882. (in) *Selected writings of Florence Nightingale.* compiled by Lucy Ridgely Seymer. New York : Macmillan Company. ナイチンゲール F. 田村真・薄井坦子・小玉香津子（訳）　湯棋ます（監修）（1974）．ナイチンゲール著作集Ⅱ　看護婦の訓練と病人の看護　現代社，　pp.94-95.
日本看護協会（2003）．看護者の倫理綱領　参照日：2013年1月14日，参照先：http://www.nurse.or.jp/nursing/practice/rinri/rinri.html
Pavlakis, A. Kaitelidou, M., Theodorou, P., Galanis, P., Sourtzi, O., & Siskou, D.（2011）. Conflict management in public hospitals : the cyprus case. *Int Nurs Rev,* 58（2）242-248．
Malinski, V. M., & Barrett, E. A. M.（Eds.）（1994）. Martha, E. Rogers : *Her life and her work.* Philadelphia : F. A. Davis.（マリンスキー V. M・ヴァイオレット E. A. M.　手島恵（監訳）（1998）．マーサ・ロジャーズの思想　医学書院）
島田陽七（2004）．佐賀のがばいばあちゃん　徳間書店
清水哲郎（2004）．臨床倫理学の理論3．　コミュニケーションとケアの倫理　臨床倫理検討システム開発プロジェクト　57-69．
高橋穏世（2001）新装版　真紅のバラを37本　日本看護協会出版会　pp.255-256．
The National Commission for the Protection of Human Subjects of Biomedical and Behavioral Research （1979）. *The belmont report office of the secretary ethical principles and guidelines for the protection of human subjects of biomedical and behavioral research.* Office For Human Research Protections（津谷喜一郎・光石忠敬・栗原千絵子（訳）（2001）．ベルモントレポート　臨床評価　28（3）　559-568．）
老年医学会編（2012）．高齢者ケアの意思決定プロセスに関するガイドライン　2012年版　―人工的水分・栄養補給の導入を中心として―　医学と看護社
Watson, J.（1999）. *Postmodern nursing and beyond.* Churchill Livingstone.（ワトソン J．川野雅資・長谷川浩（訳）（2005）．21世紀の看護論　日本看護協会出版会）
Wiedenbach, A.（1964）. *Clinical nursing : A helping art.*　New York : Springer Pub. Co.（ウィデンバック A　外口玉子・池田明子訳（1984）．臨床看護の本質　―患者援助の技術―　現代社）
柳田邦夫（1996）．元気が出るインフォームド・コンセント　中央法規出版

おわりに

　倫理は看護実践に内在しているものである。故に、看護師が看護のプロフェッショナルとして「倫理的看護実践とは」「道徳的看護師とは」ということを考え実践することは、すなわち「よい看護」「よい看護師」を目指すことにほかならない。しかし、本書の中でも繰り返し述べてきたように、多忙な医療現場で、専門職としての倫理や一人の人間として道徳的であることを問い続けることは容易ではない。知識として理解していたとしても、その実現には多くの困難が伴うからである。例えば、看護師の多くが業務と時間の問題に悩んでいる。それは、しばしば「業務が忙しくて看護ができない」という言葉で表現される。では、看護師は「業務」と「看護」という言葉をどのような意味で用いているのであろうか。そのことを看護師に確認してみると、「業務」については「割り当てられたシフトの時間内に自分が行わなければならない行為」「病棟で看護師がやるべきこととして決められているルーチン行為」といったように、看護師として果たさなければならない最小限の責任であり、それは組織の要請として認識されていた。したがって、新人やキャリア初期の看護師の場合、最小限の責任を果たすことができないと「使えない」「手がかかる」「残業を増やす」看護師として評価され、それが長引くと孤立し、病棟に居場所がないと感じて離職につながることもある。また、中堅看護師の場合は、責任は果たすことはできても業務に追われ疲弊するだけで、自分が考える「やりたい看護」ができないことを悩むようになり、仕事にやりがいを見いだすことが難しくなる。

　一方、「看護」については「患者に直接かかわり、コミュニケーションを深めながら患者のニーズを判断し、その人に合った個別的ケアを提供する」「患者に満足してもらえるようにケアを工夫したり、患者と目標を共有し、そこに向かって共に困難を乗り越えていくこと」といった意味が込められているという答えが返ってくる。そこには、看護師の哲学や信念、価値観が反映されている。看護については、新人やキャリア初期の看護師の場合、自分なりの信念や哲学をもっていたとしても、患者の安全を守り他職種との連携も含め円滑な業務を妨げることのな

い、組織が求めるレベルの業務遂行能力を獲得することが最優先される。一人前、中堅看護師になってくると、ルーチン業務を遂行することには問題がなくなり、徐々に仕事の優先順位を判断することが可能になると、患者のための時間をつくり出すことができるようになる。そこで、自分が考える「やりたい看護」を実践でき、その成果を確認できることで「看護が楽しい」「やりがいがある」と感じられるようになる。

　本書の中でも述べたように、保助看法で規定されている看護業務は、看護師の免許がなければ実施できないことを明記しているものであり、看護の理想を述べているものではない。医療の現場には、さまざまな問題が横たわっており、理想の看護を実践できることのほうが少ないかもしれない。しかし、看護師が「看護とは何か」「看護師とは何をする人か」ということを問い続け、それを言語化することで、解決のための光が見えてくるであろう。

　看護師が「業務」以上の「看護」をしたいという思いで団結していくことで現場は確実に変化してきている。看護が大切にしてきた、患者を観ること、触れること、慰めること、癒すことが今後ますます必要とされるであろう。現代ほど、看護の力、看護の価値が問われている時代はない。看護の価値を看護師自身が認めていくことで、「看護」ができる環境がつくられ、看護時代を迎えることができるようになるであろう。

> 看護師には、
> 団結して未来へと
> 果敢に突き進んでいって欲しい。
>
> Chinn, P. (1992). *Advances in nursing sicence,* 15(1), vii

宮脇美保子

索引

A-Z

Art ……………………………………… 156
Bad News の伝え方 ………………… 110
ICN 看護研究のための倫理指針 ……… 63
ICN 看護師の倫理綱領 …… 56、69、90
iPatient ……………………… 68、85
QOL ……………… 27、31、110、128
　…に影響を及ぼす因子 ……………… 31
　…の定義と評価 ……………………… 31
Technique …………………………… 156

あ行

アドバイザー ……………………………… 94
安心できる環境 …………………………… 68
医学的適応 …………………… 27、29
医学の効用とリスク …………………… 29
生きようとする力 ……………………… 70
意見の優先 ……………………………… 128
医師 ……………………………………… 87
意思決定のプロセス …………………… 50
意思の代弁 ……………………………… 127
癒し ………………………………… 74、163
医療コミュニケーション ……………… 88
医療事故 ………………………………… 90
医療者の責任 …………………………… 136
胃ろう …………………………………… 127
インフォームド・コンセント
　………………… 30、40、63、110
インフォームド・コンセントの在り方
　に関する検討会 ……………………… 47
疫学研究に関する倫理指針 …………… 63
欧州型の倫理 4 原則 …………………… 37
お互い様 ………………………………… 81
お任せ医療 ……………………………… 42
恩恵 ……………………………………… 37

か行

外的規範 ………………………………… 11
家族のニーズ …………………… 69、76
家族や利害関係者 ……………………… 31
価値 ……………………………………… 27
感覚のズレ ……………………………… 145
看護学生と臨地実習 …………………… 125
看護研究 ………………………………… 62
　…における倫理指針 ………………… 63
看護師が守るべき義務 ………………… 58
看護師が守るべき職業的価値 ………… 58
看護師と医師との関係 ………………… 87
看護師と看護専門職 …………………… 56
看護師と協働者 ………………………… 56
看護師と実践 …………………………… 56
看護師となる個人の徳 ………………… 60
看護師と人々 …………………………… 56
看護師の社会的責任 …………………… 56
看護師の組織的取組み ………………… 60
看護者の倫理綱領 ……… 13、14、56、90
看護専門職として必要とされるもの …… 60
看護における過失 ……………………… 13
看護における結果回避義務 …………… 13
看護における結果予見義務 …………… 13
看護における注意義務 ………………… 13
看護の責任 ……………………………… 103
看護倫理 ………………………… 52、54
患者が求めているもの ………………… 68
患者中心の医療 ………………………… 80
患者と出会う …………………………… 69
患者の安全 ……………………………… 102
患者の意向 …………………… 27、29、32
患者の意思決定 ………………………… 49
患者の権利 ……………………………… 33
患者の権利運動 ………………………… 33
患者の権利章典 ………………………… 42
患者の権利に関する世界医師会リスボ

181

索 引

ン宣言···115
患者の権利に関するリスボン宣言········42
患者の尊厳·····················102、103、111
患者の立場·································71、155
患者のニーズ···69
患者の判断能力···································29
患者の利益···95
患者の利益と不利益·····························97
慣習···32
関心の喪失···72
カンファレンス·································102
官僚組織···134
気づき···147
　…の共有···150
共感的コミュニケーション················113
苦痛の緩和···56
ケアする者としての人格·····················69
ケアの必要性·····································169
ケアリング···163
ケアを必要としている存在·················69
経済的要因···32
研究教育···32
研究倫理···65
研究倫理審査·······································64
健康の回復···56
健康の増進···56
言語化する···················95、140、147
公共の利益···32
厚生労働科学研究における利益相反の
　管理に関する指針·····························66
拘束···102
高齢患者···126
　…の意思表示···································126
　…の推定意思···································126
高齢者ケアの意思決定プロセスに関す
　るガイドライン·······························130
これはおかしい··································144
コンピューターのなかの患者·············68

さ行

最善の医療を受ける権利····················136
最善の選択···96
サルゴ判決···40
参加型医療···42
自己決定能力·······································64
自身の価値観を意識する·····················95
施設方針···32
事前の意思表示···································30
疾病の予防···56
自発的意思···118
自分らしく···126
市民感覚···144
社会的規範···11
周囲の状況·································27、31
宗教···32
守秘義務···32
情報提供···111
職業的価値観·····································143
自律···37
自律性条件···84
自律尊重···34
事例···94
人権運動···24
身体拘束···109
診断と予後···29
診療形態···32
正義···37
生体肝移植···118
生体臓器移植·····································118
生命倫理···20
善行···37
　…の原則···83
専門職···55
　…としての能力·································69
専門職倫理···16
組織内のパワー·································134

182

索　引

その人らしさ……………………… 38
尊厳………………………………… 38

た行

代替医療…………………………… 32
代理決定…………………………… 30
他者の価値観との調整…………… 95
タスキギー事件……………… 34、35
団結する…………………………… 158
チーム医療………………………… 142
治療の拒否………………………… 30
治療目標の確認…………………… 29
追認条件…………………………… 84
統合性……………………………… 38
道徳的苦悩…………………… 86、139
ドナー……………………………… 118
　…の負担と責任………………… 120

な行

ナイチンゲール……………… 17、52
内的規範…………………………… 11
納得のいく生……………………… 171
何かへんだ………………………… 144
日本老年看護学会研究倫理ガイドライン……………………………… 63
ニュルンベルク綱領……………… 41
人間関係…………………………… 155
人間対人間の看護………………… 72
人間としての尊厳………………… 164

は行

パターナリズム……………… 24、33
話し合う………………… 95、140、150
被害条件…………………………… 84
引き延ばす生……………………… 171
不可侵性…………………………… 38
フライ………………………… 39、55
文化的要因………………………… 32

ペアレンタリズム………………… 82
米国型の倫理4原則……………… 34
ヘルシンキ宣言…………………… 41
ベルモント・レポート…………… 34
ホイッスル・ブローイング……… 91
法と倫理…………………………… 11
法律………………………………… 32

ま行

末期がん患者……………………… 96
無益性……………………………… 29
無危害……………………………… 37
模擬患者……………………… 88、89

や行

やりたい看護……………………… 87
　…の実践………………………… 143
ユーモア…………………………… 173
与益………………………………… 37
弱さ………………………………… 38

ら行

利益相反…………………………… 65
両親へのケア……………………… 111
臨床研究に関する倫理指針……… 63
臨床研究の利益相反ポリシー策定に関するガイドライン…………… 66
臨床倫理……………………… 26、27
　…の4分割法………… 27、97、131
倫理教育…………………………… 53
倫理検討…………………………… 94
倫理審査…………………………… 64
倫理的意思決定…………………… 27
倫理的看護実践…………………… 157
倫理的感受性
　………… 27、53、87、103、143、144、154
倫理的苦悩………………………… 134
倫理的ジレンマ…………………… 134

索　引

倫理的配慮…………………………………… 63
倫理的問題…………………………………… 142
倫理的論点…………………………………… 95
倫理と道徳…………………………………… 15
倫理とは……………………………………… 11
倫理の原則…………………………………… 33
レシピエント………………………………… 118

著者紹介

宮脇美保子

慶應義塾大学看護医療学部教授／健康マネジメント研究科教授　博士（看護学）
文部省長期在外研究員として、米国でケアリング研究に従事。鳥取大学医療技術短期大学、鳥取大学医学部保健学科、順天堂大学医療看護学部・大学院を経て、2009年より現職。
研究テーマは、看護倫理・看護理論・ケアリング・看護教育。

主な著書

シリーズ生命倫理14巻『看護倫理』（編著）丸善出版、『看護師が辞めない職場環境づくり―新人が育ち自分も育つために』（単著）中央法規出版、『医療倫理学』（共著）中央法規出版、『基礎看護学テキスト―EBN志向の看護実践』（共著）南江堂、『看護にいかすフィジカルアセスメント』（編著）照林社、『看護学テキストシリーズNiCE　看護理論』（共著）南江堂、『新体系看護学全書別巻15　看護技術の患者への適用』（編著）メヂカルフレンド社、『新体系看護学全書第13巻　臨床看護総論』（編著）メヂカルフレンド社、ほか、多数。

翻訳書

『ワトソン看護におけるケアリングの探求―手がかりとしての測定用具』（共訳）日本看護協会出版会、『ケアリングとしての看護―新しい実践のためのモデル―』（共訳）ふくろう出版、『病院倫理入門　医療専門職のための臨床倫理テキスト』（共訳）丸善出版

事例検討から学ぶ
看護実践のための倫理と責任

2014年1月20日 初版発行
2021年8月25日 初版第5刷発行

著　者 ……… 宮脇美保子

発行者 ……… 荘村明彦

発行所 ……… 中央法規出版株式会社

〒110-0016　東京都台東区台東3-29-1　中央法規ビル
営　　業　　TEL03-3834-5817　FAX03-3837-8037
取次・書店担当　TEL03-3834-5815　FAX03-3837-8035
https://www.chuohoki.co.jp/

印刷・製本 ……………… 株式会社アルキャスト

装丁・本文デザイン ……… 株式会社インタービジョン

本文イラスト …………… さとう久美

ISBN978-4-8058-3959-1
定価はカバーに表示してあります。
本書のコピー、スキャン、デジタル化等の無断複製は、著作権法上での例外を除き禁じられています。また、本書を代行業者等の第三者に依頼してコピー、スキャン、デジタル化することは、たとえ個人や家庭内での利用であっても著作権法違反です。
落丁本・乱丁本はお取り替えいたします。
本書の内容に関するご質問については、下記URLから「お問い合わせフォーム」にご入力いただきますようお願いいたします。
https://www.chuohoki.co.jp/contact/